AF389056

LA

# MÉDECINE

DE NOTRE TEMPS

# LA
# MÉDECINE
## DE NOTRE TEMPS

### NOTIONS GÉNÉRALES ET POPULAIRES sur les SCIENCES MÉDICALES

## PAR J. BEAUBRUN

ANCIEN AIDE-CHIRURGIEN DES AMBULANCES MOBILES
(Armée de la Loire 1870-71)
ANCIEN ÉLÈVE DES HOPITAUX DE PARIS

> « Ce qu'il faut, ce n'est pas apprendre
> au public à faire de la *médecine sans*
> *médecin*, mais à avoir confiance dans l'un
> et l'autre. »  Dr BURGGRAEVE.

> Le meilleur moyen de donner confiance
> au public dans la médecine est de la lui
> présenter, aujourd'hui et pour toujours, ap-
> puyée sur les mêmes méthodes modernes
> qui président au développement des sciences
> positives, et qui ont été l'origine de leurs
> plus grandes applications.

## LIMOGES
IMPRIMERIE-LIBRAIRIE Vᵉ H. DUCOURTIEUX
5, RUE DES ARÈNES, 5

—

1876

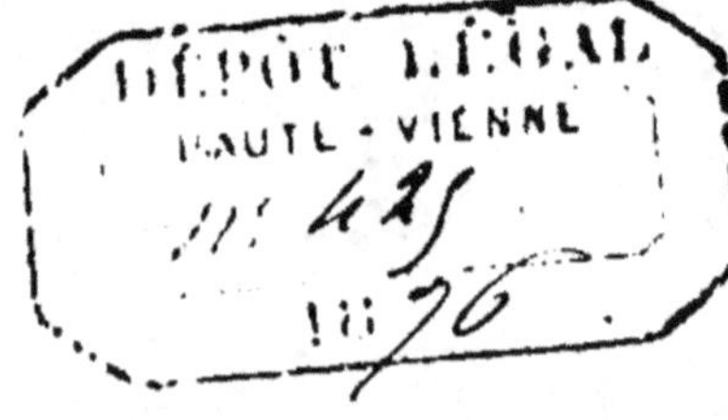

# PRÉFACE

———

> « Vulgariser, c'est admettre le grand
> » nombre à la science ; c'est, suivant la
> » parole de l'Evangile, distribuer *le pain*
> » *de vie ;* et dans quel pays, si ce n'est
> » en France, est-on plus affamé d'une
> » pareille nourriture ? »
>
> (Th. BACHELET et Ch. DESOBRY, Préface
> du *Dictionnaire général des Lettres, des*
> *Beaux-Arts et des Sciences morales et*
> *politiques.*)

*Le temps est à la diffusion des connaissances solides. L'idée de vulgariser les sciences, la législation, les principes de l'économie politique, la philosophie de l'histoire est toute moderne. Sa plus éclatante manifestation date de la grande œuvre encyclopédique des penseurs du XVIIIe siècle qui préparèrent, avec notre révolution, une ère nou-*

velle. Indépendamment de quelques tentatives (1) à peu près analogues, présentées avec un talent plus ou moins égal au public lettré de nos jours, nous voyons des séries de publications, mises à la portée des bourses les plus modestes, chercher à répandre partout l'instruction et la lumière : c'est *la* Bibliothèque utile, la Bibliothèque nationale, la Bibliothèque démocratique, la Bibliothèque Franklin, etc.

*Il nous semble qu'il y a une lacune à combler dans cette exposition élémentaire et commode des connaissances si variées et si utiles à l'homme et au citoyen. La physiologie n'y figure point, ou du moins ne s'est pas pressée jusqu'à présent d'y figurer.*

*Qu'est-ce que la vie ? qu'est-ce que l'organisation ? quels sont les moyens que la nature emploie pour conserver l'économie générale du monde organisé ? Quelques notions sur ces questions importantes*

(1) *Ces tentatives se reproduiront-elles dans l'avenir ? La science voit tous les jours s'agrandir l'horizon de ses conquêtes. Une revue générale de toutes les connaissances deviendra donc de plus en plus complexe, de plus en plus difficile et ne pourra exprimer le dernier mot du progrès que pendant une courte période, de nouvelles découvertes s'ajoutant rapidement et sans cesse à celles que résumerait l'encyclopédie la plus vaste.*

sans doute et qui valent bien qu'on s'occupe de les vulgariser aussi, feront l'objet de la première partie de ce petit ouvrage sous le titre de Généralités sur la vie. Nous les résumerons d'une façon aussi concise que possible (1).

Quant à la médecine, il existe bien, il est vrai, des traités populaires, mais ils sont tous calqués à peu près sur le même plan et sont exclusivement pratiques. Sans contester leur utilité tant qu'ils n'afficheront pas la prétention de se substituer au médecin, nous viserons cependant à remplir un autre but. On n'a pas assez appris aux personnes étrangères à la médecine à considérer celle-ci comme art et science à la fois; on ne la leur a pas présenté suffisamment à l'état actuel et sous un jour qui contribue à dissiper le scepticisme dont beaucoup sont gênées à cause du besoin qu'elles éprouvent de croire. On a négligé de les édifier souvent sur les principes, les méthodes, les aspi-

(1) *Le docteur Gustave Le Bon a publié un excellent Traité élémentaire de physiologie d'une lecture facile, agréable, très instructive. Nous ne saurions trop recommander cet ouvrage aux personnes étrangères aux sciences médicales qui voudraient être sérieusemen édifiées sur les progrès de ces sciences. Il a pour titre* : La Vie, physiologie humaine appliquée à l'hygiène et à la médecine.

rations, les problèmes d'une science qui intéresse au plus haut degré l'humanité.

Dans la deuxième partie de notre travail, nous nous efforcerons de réparer ce qui nous paraît être encore un oubli regrettable, en même temps que nous signalerons quelques applications dignes de remarque, soit pour éclairer les malades, soit pour détruire certains préjugés.

On nous reprochera peut-être d'avoir abusé des citations. Nous acceptons le reproche en donnant pour excuse qu'il nous a semblé préférable, dès l'instant que nous nous proposions un travail de vulgarisation, de puiser les raisonnements solides, les jugements sains partout où nous les trouverions, dans l'intérêt d'un sujet que notre compétence limitée nous faisait craindre de compromettre aux yeux du public. Nous avons tenu avant tout à édifier celui-ci sur les sciences médicales. Peu nous importe de livrer quelque chose qui ne nous soit pas entièrement personnel si nous atteignons notre but. Si nous ne l'atteignons pas, nous souhaitons vivement que l'exécution de notre plan soit reprise et mieux conduite.

# PREMIÈRE PARTIE

## QUELQUES NOTIONS DE PHYSIOLOGIE

### GÉNÉRALITÉS SUR LA VIE

## QUELQUES NOTIONS DE PHYSIOLOGIE

### GÉNÉRALITÉS SUR LA VIE

1.

# QUELQUES NOTIONS DE PHYSIOLOGIE

## GÉNÉRALITÉS SUR LA VIE

## COURTE INTRODUCTION

> « L'école de l'observation et de l'ex-
> » périence ne s'en laisse pas imposer
> » par les formes de langage, quelques
> » séduisantes qu'elles soient. Pour elle,
> » l'éloquence des mots n'est rien devant
> » l'éloquence des phénomènes. »
> BÉCLARD, (Préliminaires de sa *Physio-*
> *logie.*)

La physiologie (1) a pour objet les actes que mani-
festent les êtres vivants, et pour but la connaissance
des lois suivant lesquelles s'opèrent ces actes.

(1) Des mots grecs *fucis* nature et *logos* discours. Le mot physiologie avait été créé d'abord pour désigner, conformément à l'étymologie, la science de la nature entière. Sa signification s'est donc
bien restreinte et l'on conçoit que des auteurs du commencement de
ce siècle aient proposé et employé un mot nouveau, celui de biologie
(*bios* vie, *logos* discours) pris quelquefois comme synonyme de
physiologie, quoique la plupart de nos contemporains lui attribuent,
au contraire, un sens plus étendu. Ils considèrent, en effet, la physiologie comme n'étant qu'une division de la biologie (*la biologie*
*dynamique*).

Elle fournit donc la matière d'une étude fort intéressante, mais une difficulté capitale la domine dès
son point de départ : nous ignorons l'origine et l'essence de la vie à laquelle appartiennent les actes dont
nous avons parlé.

Ce n'est pas une raison, toutefois pour croire que la
physiologie n'a pas fait de progrès ; loin de là, elle a
reçu depuis le siècle dernier une impulsion admirable
ainsi que toutes les autres sciences d'observation (1),
et ses conquêtes forment déjà une riche moisson. Si,
pendant des siècles elle n'a pas existé comme science
distincte, c'est que la philosophie l'avait accaparée.
Elle se trouvait réduite à quelques vues vagues, à
quelques systèmes dont l'imagination surtout faisait
les frais, puisque l'observation et l'expérimentation
n'étaient pas mêmes soupçonnées comme méthodes
scientifiques.

Les spéculations métaphysiques, aussi bien d'ailleurs que l'enfance de l'anatomie et des sciences physi-

(1) La physique, la chimie, l'histoire naturelle, l'anatomie normale
et morbide qui ont, par des applications diverses, puissamment aidé
aux découvertes physiologiques. Il y a entre ces sciences une solidarité que le progrès a rendu indestructible et qui tourne au profit du
progrès même.

ques ajournaient donc fatalement le développement de la physiologie. Aujourd'hui elle a définitivement trouvé ses voies; elle possède son autonomie, et elle forme incontestablement avec l'anatomie les fondements les plus solides de la connaissance de l'homme.

Les faits feront toujours la loi dans le domaine des sciences positives, les théories ne les plieront plus à leurs caprices; mais au contraire, elles s'effondreront sous le poids des faits, si ceux-ci ne viennent pas confirmer celles-là, et l'autorité des noms qui tenait autrefois lieu de science (1), s'effacera devant les résultats de l'expérience et de l'observation. Nous ne pensons pas d'ailleurs, au point de vue philosophique, que les plus grandes découvertes obtenues à l'aide des méthodes modernes puissent, pas plus dans l'avenir qu'aujourd'hui, donner d'une façon irréfutable gain de cause au matérialisme. Il faudrait, en effet, pour

(1) « Dans les écoles de médecine, dit M. Gustave Le Bon, *dans » l'ouvrage que nous avons cité ailleurs*, on se bornait à répéter et à » commenter Galien, et si quelques rares professeurs, après avoir eu » l'occasion de disséquer un cadavre humain, reconnaissaient que » Galien s'était trompé sur quelque point, ou ils se taisaient, ou, s'ils » osaient parler, plutôt que d'accuser le maître d'erreur, ils assu- » raient que les organes ont dû se modifier depuis l'époque à laquelle » écrivait le célèbre anatomiste. »

cela, que l'on arrivât à pénétrer jusqu'à l'essence, jusqu'à la cause première de la création, et il faudrait que cette cause fût reconnue matérielle. Toutefois, sur le terrain de la science, et dans l'ignorance où l'on se trouve des rapports entre les phénomènes vivants et une *puissance immatérielle créatrice*, le plus sage peut-être est de se renfermer dans la philosophie positive, car celle-ci, rompant avec la théologie et la métaphysique « *renonce*, dit M. Littré, *à toute recherche de l'absolu, quelque forme qu'il prenne, soit par rapport à l'origine des choses, soit par rapport à leur fin ou but; elle est donc toujours relative* (1). »

## I

**Corps bruts ou inorganiques. — Corps vivants ou organisés.**

Parmi les corps que la nature nous présente, nous voyons que les uns sont inertes et exclusivement soumis aux lois physiques, chimiques, mécaniques, que l'homme étudie, formule, démontre. Ils sont donc

(1) LITTRÉ et ROBIN. *Dict. de Médecine, de Chirurgie*, etc.

l'objet de la physique, de la chimie, de la mécanique et de deux sciences naturelles : la géologie et la minéralogie. Ces corps sont dits : *Corps bruts* ou *inorganiques*.

Les autres s'offrent à nous doués d'une manière d'être spéciale, d'une activité propre qui est intimement liée à un système d'organes destinés à l'accomplissement de certains actes. Ils sont bien aussi soumis aux lois physiques, mais non d'une façon exclusive comme les premiers. On les désigne sous le nom de : *Corps vivants* ou *organisés*.

Nous n'entreprendrons pas l'étude de tous les caractères qui séparent les corps inorganiques des corps organisés. Nous dirons seulement, que les premiers se forment dans la nature par l'effet d'une agglomération sous la dépendance des lois que nous avons déjà signalées, mode de formation qui explique que les corps bruts n'ont pas de volume déterminé et qu'ils peuvent s'accroître indéfiniment. Ils ne sont doués que de l'activité générale propre à la matière, et ils ne sauraient manifester rien qui ressemble à la vie. Pas d'individualité chez eux, chacune de leurs molécules pouvant former un individu complet.

Les êtres vivants, au contraire, au contraire, échappent clairement, quant à leur origine, aux lois physiques et chimiques; ils ne tiennent pas non plus cette origine d'un
concours fortuit de circonstances, car ils proviennent
constamment d'êtres semblables à eux, et c'est de génération en génération qu'ils se transmettent le principe de la vie. De plus, chaque corps vivant forme
un *individu* distinct des autres de son espèce, et ne
peut subir de mutilations au delà d'un certain degré
sans risquer de perdre ce qui constitue son activité
spéciale, *la vie*. Le développement qu'ils sont susceptibles d'atteindre est toujours limité d'une façon relative pour chaque individu; mais d'une façon absolue
pour l'espèce.

Ajoutons que les corps bruts ne possèdent que des
*propriétés*, tandis que les corps vivants, outre ces propriétés, possèdent des *facultés :* « Vivre, *dit Longet, le*
» *savant professeur de physiologie que la Faculté de*
» *Paris a perdu il y a quelques années*, vivre, c'est
» faire usage de ses facultés; plus ou moins dévelop-
» pées, plus ou moins compliquées; les facultés se re-
» trouvent dans tous les êtres vivants et chez eux seu-
» lement. »

En résumé, pour terminer la distinction entre les corps bruts et les corps vivants, disons que l'expression la plus générale de la vie est représentée par les facultés de se nourrir et de se reproduire, et que ces facultés manquent aux corps privés de vie.

Mais qu'est-ce que la vie ?

## II

### La vie. — Succession des êtres.

> « Nous ne pouvons remonter au prin-
> » cipe de rien, et le physiologiste n'a
> » pas plus affaire avec le principe de la
> » vie que le chimiste avec le principe
> » de l'affinité des corps. Les causes pre-
> » mières nous échappent partout, et
> » partout également nous ne pouvons
> » atteindre que les causes immédiates
> » des phénomènes. »
> CL. BERNARD, *Définition de la Vie.*
> (*Revue des Deux-Mondes*, 1875 )

La raison première de tout ce qui tient essentielle-ment à la vie est restée jusqu'à ce jour impénétrable, ou, pour mieux dire, la vie, *principe* ou *résultat* de tous les phénomènes spéciaux aux êtres organisés, est

d'origine et d'essence inconnues (1). La physiologie
ne hasarde donc aucune hypothèse sur cette origine et
cette essence ; elle se renferme sagement dans l'étude
de ses manifestations, et, en cela, elle imite celles des
sciences qui ne doivent leurs plus grandes découvertes
qu'à l'observation et à l'expérimentation.

La physique explique-t-elle l'essence du fluide élec-
trique ? La chimie fait-elle connaître celle de l'affinité ?

(1) « *Pour quelques philosophes*, dit M. Bouchut, *la vie est le résultat de l'organisation, et par conséquent un effet ou une propriété
organique.* » C'est le point de vue adopté par le matérialisme. L'auteur que nous citons est « *de ceux qui croient que la vie est une
cause plus qu'un effet et qu'elle résulte de l'action d'un principe
associé à l'organisation.* Aussi donne-t-il la définition suivante :
« *La vie est un principe susceptible de communiquer à la matière une
forme et des propriétés nouvelles, différentes de sa forme et de ses
propriétés physiques et chimiques ordinaires* ». — *Pathologie générale*, 2e édition.

« Si l'on ne peut pas affirmer que la vie soit le résultat de
» l'organisation, on n'est pas mieux en droit de dire que l'organisa-
» tion est un effet de la force vitale ; vu que partout où la vie se ma-
» nifeste il existe déjà une matière organisée. L'ovule a déjà un
» commencement d'organisation, quand il reçoit l'impulsion fécon-
» dante du liquide séminal, qui va le faire passer par toutes les
» transformations de l'espèce à laquelle il appartient. Il y a donc
» deux facteurs également nécessaires dans toute génération, et cette
» vérité n'a pas échappé à l'observation des anciens, qui admettaient
» en principe que toute génération provient d'un mélange. Or, quand
» deux facteurs concourent à un produit, est-il rationnel de ne tenir
» compte que d'un seul ? » RENOUARD, *Lettres philosophiques et
historiques sur la médecine.*

Cela n'empêche pas la physique et la chimie d'étudier les phénomènes auxquels donnent lieu l'électricité et l'affinité, et de tirer de leur connaissance tout le parti possible dans l'application.

Ce que tout le monde voit; et ce que les physiologistes de tous temps ont formulé, c'est que *la vie ne procède que de la vie*. Nous savons que les partisans des *générations spontanées* repoussent l'assertion de l'*omne vivum ex ovo* (1). Ce serait pour nous une trop longue digression d'exposer, même succinctement les arguments d'une discussion qui a passionné, il y a quelques années, le monde savant. Qu'il nous suffise de rappeler au lecteur que la querelle est restée pendante, qu'en tous cas, les générations dites *spontanées* ne se produisent que dans certaines conditions, soit naturelles, soit expérimentales déterminées (2), et que cette

(1) *Omne vivum ex ovo.* Tout ce qui est vivant provient d'un germe. Cette assertion de Harvey s'applique naturellement aussi aux végétaux, les graines d'où proviennent ces derniers étant les analogues des œufs des animaux. (Elles renferment, en effet, l'embryon du végétal.)

(2) Dans l'ensemble de ces conditions, une est capitale pour que la génération spontanée se produise; c'est celle d'une substance organique ayant fait partie d'un organisme vivant : « *Ici encore*, dit Longet, *c'est donc de la vie que la vie procède ; rien ne peut produire la vie qui n'ait été vivant.* »

genèse ne s'applique qu'à des animaux fort inférieurs et n'a pour des savants très autorisés qu'une spontanéité apparente. Sa réalité, d'ailleurs, ne saurait s'expliquer à l'égard d'animaux plus élevés dans l'échelle des êtres, et ne fournirait au matérialisme aucun argument irrésistible (1).

L'apparition de la vie sur la surface du globe terrestre remonte sans doute aux âges les plus lointains, mais elle n'a pu se manifester qu'après d'autres phénomènes naturels. En tout cas, elle semble dans ses manifestations avoir suivi la marche progressive, qui, comme une loi nécessaire, préside à toute évolution dans chaque ordre de choses. On conçoit, en effet, en étudiant les grands changements dont la terre a été le théâtre et qui ont modifié sa constitution et ses milieux, que la vie ait subi le contre-coup de ces révolutions dont les premières devaient être incompatibles avec l'existence même du plus simple végétal, si l'on s'en rapporte aux données sur l'origine de la planète que nous habitons. Ces données ne sont-elles pas con-

_______________

(1) Alors que nous serions témoins de l'origine spontanée de certains animaux, pourrions-nous expliquer la *cause première* de cette origine ?

firmées par des phénomènes actuels que nous pouvons constater, tels, par exemple, que les éruptions volcaniques, les tremblements de terre, les sources thermales?

La terre étant donc dans le principe une masse incandescente : « Il fallait, dit Longet, que notre globe ût
» subi un certain refroidissement à sa surface pour
» que l'eau pût y exister à l'état liquide et nourrir des
» organismes d'abord élémentaires, puis d'autres de
» plus en plus compliqués.

» Il fallait aussi une atmosphère et un sol où les
» plantes pussent germer; il fallait des plantes pour
» nourrir les herbivores; il fallait des herbivores pour
» nourrir les animaux carnassiers et l'homme (1). »

Cette succession paraît démontrée par les recherches de la paléontologie (2) et de la géologie.

(1) « Sommes-nous également destinés à disparaître pour faire place
» à des animaux plus parfaits ? La terre se transforme sans cesse et
» tout démontre que son état de stabilité actuelle n'est qu'apparent.
» Que l'océan de feu qui gronde sous nos pieds vienne heurter avec
» trop de violence l'écorce fragile qui le recouvre et, à notre tour,
» nous serons rangés parmi les races disparues. »
G. Le Bon. *Curiosités scientifiques*, année 1867, art. *Géologie*.
(2) La paléontologie est la partie de l'histoire naturelle qui étudie les êtres vivants dont les espèces n'existent plus.

Les couches les plus anciennes de la terre ne renferment, en effet, aucun débris qui révèle une organisation animale ou végétale ; mais au fur et à mesure qu'on étudie les terrains plus nouvellement formés, on s'élève dans la découverte d'animaux de plus en plus complets dont l'homme réalise le type le plus perfectionné jusqu'à ce jour. Doit-on croire maintenant que la création n'a pas dit son dernier mot ? Produira-t-elle, dans un avenir que nul ne peut prévoir et après quelque nouveau cataclysme, un être supérieur à nous ?

« Je vois beaucoup de personnes, *a dit un membre*
» *de l'Institut. dans un article où la fantaisie se mêle à*
» *la science* (1), se plaire avec Aimé Martin, à l'idée
» que l'homme ne serait un jour que le chien de cet
» être supérieur. Si jamais nous communiquons par
» des signaux de feu ou de lumière avec les habi-
» tants (2) de Mars ou de Jupiter, peut-être appren-

(1) Article publié dans *l'Almanach prophétique*, année 1861, par BABINET, et ayant pour titre : *Le Monde passé et le Monde futur.*
(2) Dans le même article, M. BABINET, à propos de la pluralité des mondes, nous rappelle que : « Quant à l'existence do mondes physiques analogues à la terre, il n'y a aucun doute là-dessus. La planète Mars a, comme notre terre, des jours et des nuits, d'à peu près vingt-quatre heures, des saisons, une année, des diversités de terrain et d'océan, des glaces polaires que le soleil fond en partie comme chez nous. On voit les nuages de Jupiter parfaitement sem-

» drons-nous que ces planètes sont plus avancées que
» nous dans l'ordre de la perfection graduelle de l'or-
» ganisme vivant, et que l'être qui doit avoir *plus que*
» *l'âme* (*nous nous permettons de souligner l'expres-*
» *sion*) y a déjà fait son apparition. »

## III

**Fonctions des êtres organisés. — L'organisme.**

La vie se manifeste à nous par des *fonctions*, et nous
voyons par là que si, dans sa cause première et dans
son essence, elle est un mystère dont le voile ne sera
jamais soulevé peut-être (1), elle est saisissable dans
ses effets et se prête à l'étude et à l'analyse.

» blables aux nuages de la terre et mille autres analogies qui prou-
» vent que notre planète n'a rien d'exceptionnel. Faut-il mettre dans
» les autres planètes des plantes, des animaux, des êtres intelligents
» comme sur la terre ?
» . . . . . . . . . . . . . . . . . . . . . . . . . . . . . . . . . . . . . . . . . . . . . . . . . . . . . . . . . . . .
» Puisqu'il est entré dans les destinées de la terre de se peupler
» d'êtres intelligents, pourquoi la même chose ne se serait-elle
» pas produite sur Mars et sur Jupiter, qui, pour leur climatologie,
» ressemblent si fort à la terre ? »

(1) La chimie, celle de toutes les sciences qui ait le plus rapidement progressé, surtout si l'on tient compte de son origine relative-

Les fonctions ont différents buts selon qu'elles s'appliquent :

1° A nourrir, c'est-à-dire à développer et entretenir en vie l'animal, en réparant les pertes que subit incessamment son organisme ;

2° A le mettre en relation soit avec la nature extérieure, soit avec ses semblables ;

3ᶜ A assurer la reproduction de son espèce, c'est-à-dire à donner naissance à d'autres êtres qui lui ressemblent.

Ces divers buts sont atteints à l'aide de ce qu'on appelle, en anatomie et en physiologie, des *appareils*. C'est la série d'actes que ces derniers exécutent qui

ment récente, est bien parvenue à produire, outre des substances minérales répandues dans la nature, un grand nombre de substances organiques et certaines substances organisées, c'est-à-dire, qui se rencontrent dans les êtres vivants (l'urée, par exemple, l'un des principes constituants de l'urine) : « Mais en vain, dit Longet, traiterait-» elle par tous les moyens dont elle dispose dans ses laboratoires, le » carbone, l'oxigène, l'hydrogène et l'azote, jamais elle ne formera » un animal ou une plante. L'animal seul peut produire un animal » semblable à lui à un degré plus ou moins rapproché ; le végétal » seul peut produire un végétal. »

La chimie organique nous a appris que la substance organisée est constituée dans ses éléments par quelques corps simples : carbone, hydrogène, oxygène, azote, auxquels s'ajoutent plus rarement du soufre, du phosphore, du fer, etc.

constitue la *fonction*. Chaque appareil n'accomplit qu'une fonction : ainsi, l'*appareil digestif* ne remplit pas d'autre fonction que la *digestion*. On conçoit maintenant que l'appareil puisse être plus ou moins complexe de même que la fonction qu'il exécute. Au-dessous des appareils, en allant du composé au simple, nous comptons : les *organes* qui ne remplissent pas de fonctions, mais dont on dit qu'ils ont des *usages* (exemple : le foie qui sert à sécréter la bile) ; puis les *systèmes*, qui jouissent d'*attributs* (exemple : le système osseux, qui a pour attributs tantôt de donner insertion aux muscles, tantôt de protéger, dans les cavités qu'il forme, certains appareils, commé on le voit pour le cerveau protégé par la boîte osseuse du crâne); puis encore les *humeurs* (sang, lymphe, etc.); les *tissus* (tissus musculaire, cellulaire, etc.), lesquels n'offrent plus que des *propriétés* diverses, et, finalement, les *éléments anatomiques*, les *principes immédiats*, qui se rencontrent aussi dans les végétaux et dont la combinaison forme la substance organisée.

Mais, quelque complexe que soit la composition de l'organisme, retenons bien que tout y est lié sans confusion, par une solidarité étroite, solidarité qui fait que l'organisation est une, indivisible, et qu'elle ne peut, ainsi que nous l'avons dit ailleurs, subir certaines mutilations sans encourir des désordres plus ou moins graves et même la perte de la vie (1). Et cependant celle-ci est puissante dans ses efforts contre les causes de destruction : c'est elle que l'on désigne, en médecine, sous le nom de *nature médicatrice*. L'énergie de sa réaction se manifeste dans des cas que le chirurgien a journellement sous les yeux : les parties divisées à la suite d'une blessure, se réunissent ; les os brisés se soudent ; des tissus, des organes se reconstituent complètement avec ou sans le secours de l'art. Coupez le bras de la salamandre et ce bras se reformera avec ses nerfs, ses muscles et tous ses os, qui sont au nombre de vingt ! Chez certains animaux inférieurs nous verrons la résistance vitale si tenace, que les mutilations les plus graves, loin d'anéantir l'existence, sembleront, au contraire, la renforcer et la multiplier. C'est ainsi qu'un physiologiste a pu montrer que les

(1) Il y a une exception à faire pour certains animaux inférieurs invertébrés, chez lesquels il y a absence d'organes centraux. Ces animaux, ainsi que nous en fournissons plus loin un exemple, continuent à vivre après avoir été divisés en plusieurs tronçons, chacun de ces tronçons reproduisant un nouvel individu.

naïdes (1) coupées en plus de vingt morceaux, engendraient plus de vingt naïdes nouvelles.

Nous venons de parler des causes violentes, mécaniques de destruction, eh bien ! les maladies, qu'elles soient spontanées, qu'elles soient accidentelles, trouvent, au bénéfice de notre organisme, un adversaire redoutable dans cette même *nature médicatrice* qui n'est que la vie toujours dans son rôle créateur et conservateur (2). Les médecins sont aussi bien que les

(1) Les naïdes sont des vers d'eau douce.

« Chaque morceau coupé ne vit et ne se reproduit que tant qu'il » renferme un ganglion nerveux. » (FLOURENS.)

(2) Ce rôle se continue même après la mort pour certaines actions organiques, sur le cadavre des individus qui succombent rapidement et dans la force de l'âge. C'est dans des cas semblables que les absorptions et les sécrétions persistent pendant plus d'une heure ; que la barbe et les cheveux continuent de croître plusieurs heures, même après que le cœur a cessé de battre.

Peu d'instants après la mort par asphyxie l'*effort vital conservateur* semble ne pas se trouver complètement anéanti chez certains animaux.

« Dans une série d'expériences, dit M. Pouillet, que nous avons » faites avec MM. Magendie, Andral et Roulin, sur l'irritation produite par les courants électriques, nous avons reconnu que les » animaux asphyxiés sont promptement rappelés à la vie, lorsqu'on » les met entre les deux pôles de la pile : nous avons plusieurs fois » ranimé des lapins et des cochons d'Inde qui étaient asphyxiés depuis plus d'une demie-heure. »

Les courants électriques produisent d'ailleurs des effets si énergiques, que leur application a pu permettre de rétablir momentanément la respiration et quelques autres fonctions sur des cadavres de suppliciés.

chirurgiens , autorisés à témoigner de ses effets. Ils peuvent, sans compromettre la considération qui les entoure, car il y aura toujours des cas où ils seront indispensables ; ils peuvent reconnaître publiquement que la plupart des maladies guérissent sans leur secours.

IV

**Coup d'œil sur les fonctions de nutrition et d'innervation. — Instinct. — Intelligence. — Les derniers êtres de l'échelle animale. — Tableau des fonctions. — Économie générale du monde organisé.**

§ 1er. — Le végétal se nourrit et se reproduit à l'égal de l'animal ; aussi les fonctions de nutrition et de reproduction sont-elles dites *fonctions végétatives.* La première de ces deux fonctions assure la vie de l'individu, animal ou végétal ; la seconde assure la vie de l'espèce. Mais la nutrition est bien certainement le support de toutes les manifestations vitales, car, sans elle, pas de fonction, pas de faculté possible. Elle s'exerce au profit de tous les éléments constituants de l'organisme ; elle est leur propriété inséparable tant qu'ils ne sont pas frappés de mort, ou plutôt, la mort est pour l'individu le résultat de la perte de cette propriété primordiale. C'est une loi fatale de notre organisation, nous ne pouvons vivre sans nous consumer et cette consomption, partielle il est vrai, est de tous les instants. De là pour nous, la nécessité de renouveler ceux de nos éléments détruits en absorbant, à l'aide des matériaux alimentaires, les *principes nutritifs*, principes susceptibles de se transformer en notre propre substance, par la série des actes physiques, chimiques, mécaniques, qui constituent la digestion. Le résultat de cette transformation est *l'assimilation*, « *fait chimique spécial, à cause du milieu organisé où il se produit* (1). »

*Assimilation* et *désassimilation* (2). C'est là le « dou-» ble courant qui s'exerce dans la vie organique, dit » Bichat ; l'un compose sans cesse, l'autre décompose » l'animal. Son organisation reste la même, mais ses

______

(1) LITTRÉ et ROBIN, *Dict. de médecine, de chirurgie*, etc.

(2) La désassimilation, qui est également un fait chimique, décompose dans l'organisme les principes qui ont été assimilés et devient l'occasion de composés nouveaux destinés à être rejetés au-dehors.

Ainsi l'*acide carbonique*, l'*urée*, l'*acide urique*, par exemple, sont des produits de désassimilation. Les poumons, les reins, la peau, sont les organes par la voie desquels se fait l'élimination de ces produits.

2..

» éléments varient à chaque instant. Les molécules
» nutritives, tour à tour absorbées et rejetées, passent
» de l'animal à la plante, de celle-ci au corps brut,
» reviennent à l'animal et en ressortent ensuite. La
» vie organique est accomodée à cette circulation con-
» tinuelle de la matière. Un ordre de fonctions assi-
» mile à l'animal les substances qui doivent le nour-
» rir, un autre lui enlève ces substances, devenues
» hétérogènes à son organisation après en avoir fait
» quelque temps partie. »

Citons encore, pour bien faire ressortir la relation
qui existe entre ces trois termes : *assimilation, désassimilation* et *vie*, un court passage du dictionnaire de
MM. Littré et Robin (art. *Mort*) :

« Tout corps vivant s'accroît, tant que l'assimilation
» y prévaut sur la désassimilation ; il décroît, dès que
» cette relation devient inverse ; enfin il meurt quand
» leur harmonie fondamentale se trouve assez rom-
» pue. »

Dirons-nous, en quelques mots, à l'aide de quels organes et de quels moyens la digestion s'accomplit chez
les animaux supérieurs ? Notre intention n'étant pas
de faire une étude particulière des fonctions, mais

d'exposer la physionomie générale de la vie, nous ne nous étendrons donc pas plus sur les organes et les actes digestifs, que sur les organes et les actes du système nerveux lorsque nous parlerons des manifestations de ce système.

Nous connaissons tous, au moins de nom, les organes digestifs : c'est d'abord la bouche, armée de ses dents, pour l'action mécanique de trituration, et tapissée de ses glandes, versant leurs sucs pour concourir d'une part à cette première action, en facilitant la division des aliments imprégnés, et, d'autre part, pour commencer l'action chimique, laquelle va se continuer dans l'estomac et l'intestin grêle.

Ces deux dernières cavités, la première une vaste poche en forme de cornue, la seconde, un long canal replié sur lui-même et qui, déroulé, représenterait six ou huit fois la longueur totale du corps (1), sont bien véritablement les laboratoires où se passent les opérations chimiques les plus importantes du travail digestif. Les fibres musculaires contenues dans les tuniques

_______________

(1) L'intestin grêle des herbivores, chez lesquels les matières végétales doivent séjourner longtemps avant une digestion complète, atteint jusqu'à vingt-huit fois la longueur du corps de l'animal.

constituantes de ces organes, produisent par leurs contractions un travail mécanique qui n'a plus tant pour but de diviser que de mettre la masse alimentaire en contact avec tous les points des cavités et de la faire cheminer le long de leurs parois.

Les sucs des glandes qui tapissent ces parois, ainsi que les sucs d'autres glandes situées dans le voisinage, font subir à la masse une préparation qui la rend propre à être absorbée. Deux systèmes de vaisseaux, enfin, se terminant par des radicules très déliées plongeant dans l'intestin, aspirent, pompent la pâte alimentaire fluidifiée et préparée par les glandes. *Veines* et *vaisseaux chylifères*, telles sont les voies qui transportent les éléments nutritifs dans le courant sanguin, lequel va les charrier, à son tour, à travers tout l'organisme, et, à l'aide d'une canalisation multipliée à l'infini, permettre ainsi la circulation de la sève nécessaire à l'entretien de tous les organes (1).

(1) On connaît la transformation vivifiante que la *respiration* fait subir au sang veineux dans les poumons, transformation après laquelle le sang passe dans le système *artériel* (sang artériel, sang oxygéné). Nous ne nous étendrons pas sur le rôle des aliments et du sang, sources génératrices de toute rénovation organique, de toute énergie vitale, de tout mouvement musculaire. En effet, « les ali-

La plupart des actes que nous venons d'énumérer se trouvent sous la dépendance d'une portion du système nerveux dite *système nerveux de la vie organique*. Notre volonté n'a aucune part à l'accomplissement de ces actes (digestion stomacale, digestion intestinale, absorption, assimilation).

§ II. — Les fonctions qui manquent au végétal sont les fonctions de relation, dévolues au système nerveux et qui comprennent la *sensibilité*, les *mouvements,*

» ments charriés dans le sang, a dit le docteur Letourneau, sont au
» muscle, rigoureusement et exactement, ce que la houille est à la
» machine à vapeur. Liez l'artère nourricière de celui-là, éteignez le
» fourneau de celle-ci, et vous paralysez sûrement d'un côté le
» muscle, de l'autre, le piston. »

Si d'autre part, tout le monde sait que la vie s'éteint là où le sang manque, là où il y a *anémie* complète, peu des personnes étrangères aux études de physiologie connaissent les curieuses et étonnantes expériences de Brown-Séquart :

« En pratiquant des injections de sang défibriné et oxygéné dans
» les vaisseaux du tronc et de la tête d'animaux décapités, ce physio-
» logiste a vu, dit M. G. Le Bon, la rigidité disparaitre, et la contrac-
» tilité, la coloration des tissus, les battements des artères, les mou-
» vements, toutes les propriétés vitales, en un mot, qu'on aurait pu
» croire anéanties à jamais, graduellement renaitre. Les fonctions du
» cerveau, l'intelligence et la pensée renaitraient-elles également
» dans une tête humaine, dans les artères de laquelle on ferait une
» injection continue ? Par analogie, il est permis de le croire, bien
» que l'expérience n'ait pas été encore faite. »

l'*intelligence*. Mais tandis que les facultés de sentir et de se mouvoir se rencontrent à divers degrés chez tous les animaux, l'intelligence (1) semble appartenir exculsivement à l'homme. On peut, si l'on veut, considérer l'*instinct* des animaux comme un rudiment d'intelligence, perfectible par l'expérience et par l'éducation, mais quelque développement que cet instinct soit susceptible d'atteindre, quelle inappréciable distance subsistera encore entre sa manifestation et les manifestations intellectuelles proprement dites! Quelle relation pourra-t-on logiquement établir entre l'acte en apparence LE PLUS RAISONNÉ de l'animal et les grandes œuvres de la pensée qui se rattachent aux noms illustres de Bacon, Descartes, Newton, Leibnitz, Pascal, Voltaire, Montesquieu, Bichat et de tant d'autres génies, véritables flambeau dans la marche de l'esprit humain ? On comprendra après cela que la seule présence des

(1) Nous prenons cette expression dans son sens le plus élevé, car de nombreux physiologistes reconnaissent que certains animaux sont doués réellement de ce qu'on appelle communément intelligence. Mais : « cette intelligence, qu'ils ont, disent F. Cuvier et M. Flourens, » ne se considère pas elle même, ne se voit pas, ne se connaît pas. » Ils n'ont donc pas la *réflexion*, cette faculté suprême qu'a l'esprit de » l'homme de se replier sur soi-même et d'étudier l'esprit. »

fonctions intellectuelles chez l'homme suffit à le placer à la tête de la série des autres êtres et à jeter entre eux et lui un abîme. Les animaux, il est vrai, sont privés du langage artificiel. Nous ne contestons pas l'influence de la parole articulée et des signes sur le développement de la pensée, puisque sans leur secours nous serions incapables d'analyser les idées abstraites, c'est-à-dire ce que la pensée produit de plus scientifique et de plus élevé. Nous convenons donc, que les opérations un peu compliquées de l'intelligence, deviendraient impossibles si nous ne jouissions de facultés spéciales pour les élaborer et pour les traduire ; mais ce dont il faut bien se pénétrer, c'est que ce n'est pas seulement le défaut d'un organe perfectionné et d'un langage artificiel qui place les animaux bien au-dessous de l'homme, ou, pour mieux dire, qui l'en sépare radicalement : c'est surtout le défaut de la pensée. Car on est fondé, croyons-nous, à affirmer que si cette proposition : *le langage sert à penser*, est vraie, cette autre proposition : *on peut penser sans le langage,* ne l'est pas moins. Quelle preuve pourrait-on fournir que les animaux pensent, en présence de leurs manifestations purement instinctives, ou de quelques actes un peu plus qu'instinctifs et qui n'ont leur origine que dans l'habitude ou dans l'éducation (1)? .

§ III. — Le système nerveux est par excellence le système de la vie de relation. L'intelligence (2) réside, nous le savons, dans la partie supérieure de ce système que l'on désigne sous le nom de *cerveau* (3), et plus particulièrement dans la région antérieure de cet organe (lobes antérieurs). C'est là aussi que résident les *instincts* et la faculté de percevoir les impressions, la *sensibilité*, sans laquelle nous ne vivrions que de la vie végétative, aussi ignorants que les plantes du milieu

(1) « Il est absurde de dire que l'homme ne pense qu'au moyen
» de signes si l'on ajoute qu'il n'a des signes que parce qu'il pense.
» Les signes ne créent point de facultés; ils supposent une activité
» intentionnelle antérieure qui a pu les créer par ce qu'elle l'a voulu,
» et c'est de cette volonté productrice qu'il faut nous relever, non
» des signes qui n'en sont que les produits. » (COUSIN, *Fragments philosophique, du langage*).

(2) On connaît les trois opérations fondamentales de l'intelligence : *l'idée, le raisonnement, le jugement.*

(3) Le cerveau est aussi connu sous le nom d'*encéphale*. Son volume n'est pas indifférent au point de vue de l'appréciation des facultés :

« L'anatomie comparée démontre, dit M. G. LE BON, dans son
» ouvrage (*La Vie, etc.*), que plus le poids du cerveau est considéra-
» ble relativement au poids de l'animal, plus ce dernier est élevé
» dans la série des êtres. . . . . . . . . . . . . . . .

» L'homme est de tous les animaux celui chez lequel le poids du
» cerveau relativement au poids du corps est le plus élevé. »

qui nous entoure, privés comme elles de la notion même de notre individu et de notre existence.

Les impressions nous sont transmises par les *filets nerveux sensibles* ébranlés d'une certaine façon; elles convergent en suivant la direction de ces filets vers l'axe nerveux central, la *moëlle épinière*, qui n'est elle-même qu'un prolongement du cerveau, et c'est grâce à cet axe intermédiaire aux filets nerveux et au cerveau, que celui-ci est ébranlé à son tour et perçoit finalement la sensation. Donc, sans les nerfs, pas d'impression possible et, par suite, pas de sensation; c'est ce qui arrive lorsque ces organes sont détruits ou paralysés : les impressions ne les ébranlant plus ne sont plus communiquées, et le cerveau ne peut plus percevoir et réagir. Le cerveau lui-même est-il le siége de certaines altérations, les facultés spéciales dont il jouit : mémoire, parole articulée, raisonnement, volonté, etc., sont plus ou moins atteintes et peuvent même être complètement abolies.

Quant aux mouvements, c'est encore le système nerveux qui les tient sous sa dépendance. Les muscles, il est vrai, sont les organes qui, par l'effet de leurs contractions, exécutent les mouvements; mais que ces derniers soient volontaires, qu'ils soient réflexes (1) les muscles ne peuvent les exécuter sans les *nerfs moteurs*. Si ces nerfs sont détruits ou paralysés, il n'y aura pas plus chez l'animal de mouvement qu'il n'y aura de de sensibilité dans le même cas de destruction ou de paralysie des filets nerveux sensibles. *Le cerveau, la moëlle épinière, les nerfs* dans leur intégrité, voilà la condition *sine quâ non* de la vie de relation sensible, intelligente, motrice, dans toute sa plénitude.

En résumé donc les physiologistes ont admis :

1° Des *nerfs sensibles* qui transmettent les impression de dehors en dedans jusqu'au cerveau (courant nerveux centripète);

2° Des *nerfs moteurs* réagissant sous l'empire du cerveau d'après les impressions communiquées (Trans

---

(1) On entend par *mouvements réflexes* des mouvements dont l'individu n'a pas conscience (*mouvements inconscients,* synonyme). La volonté n'a donc aucune part dans leur production. Tel serait, par exemple, le mouvement qu'éxécuterait un individu plongé dans le sommeil pour se soustraire à un chatouillement.

Les physiologistes placent dans la moëlle épinière le siége de ces actes dont nous pourrions multiplier les exemples, en dehors de l'état de sommeil, et à la suite de certaines impressions de contact ou de douleur.

mission, par exemple, des mouvements aux muscles : courant nerveux centrifuge) (1) ;

3º Le *cerveau* dominant par la sensibilité et la volonté les deux divisions précédentes, grâce à l'intermédiaire de la moëlle épinière ;

4º La *moëlle épinière*, pivot de tout le système, axe central de communication entre le cerveau et toutes les ramifications nerveuses.

(1) « Les nerfs sont de véritables fils télégraphiques qui transmettent au cerveau les sensations produites par les objets extérieurs et aux muscles les ordres que leur donne le cerveau. Cette transmission se fait avec lenteur. L'agent nerveux ne parcourt que 30 mètres par seconde, ce qui n'est guère plus que la vitesse d'un cheval de course ordinaire.

» Le tableau suivant que nous empruntons à une conférence faite en Angleterre, par le physiologiste DUBOIS-RAYMOND, permet de comparer cette vitesse à celle de différents corps ou agents en mouvement. »

| Vitesse de | Nombres de mètres parcourus en une seconde |
|---|---|
| La lumière.................................. | 300.000.000 |
| La terre dans son orbite autour du soleil...... | 30.000 |
| Un boulet de canon........................ | 550 |
| Le son dans l'air.......................... | 332 |
| La volonté et la sensation à travers les nerfs... | 30 |
| Une locomotive........................... | 27 |
| Un cheval de course....................... | 26 |

(Dr G. LE BON, *Hygiène et Médecine. Curiosités scientifiques de l'année 1867.*)

§ IV. — Entre les êtres élevés de la série animale et les végétaux, il y a de radicales différences; mais au fur et à mesure que l'on descend dans cette série, c'est-à-dire que l'on va des animaux les plus complets aux plus simples, ces différences s'amoindrissent et tendent même à s'effacer à tel point que les êtres qui composent le dernier embranchement du règne animal ont été désignés sous le nom de *zoophytes* (1) ou animaux-plantes. C'est l'extrême simplicité d'organisation des zoophytes qui établit leur analogie de forme avec les végétaux. Pour donner une idée de cette simplicité, nous rappellerons la classe des *polypes* : quelques-uns de ces animaux sont, pour ainsi dire, réduits à un canal digèstif qui n'offre qu'une seule ouverture, et qui peut être retourné comme un doigt de gant sans danger pour le sujet.

Leur mode de reproduction surtout éveille l'idée d'un végétal, car ils se reproduisent par *bourgeons* (2). Telle est la génération du *corail rouge*, polypier que nous connaissons tous, et qui, dans l'état de vie, est

(1) De *zauon*, animal, et *futon*, plante.
(2) Ce bourgeonnement, autrement dit cette extension de tissus, a reçu le nom de *génération gemmipare*.

revêtu d'une écorce charnue sur laquelle sont fixés de très petits polypes, c'est-à-dire autant d'animaux distincts ayant chacun un estomac simple à ouverture unique. Dans la classe des *spongiaires*, véritable trait d'union qui relie le règne animal au règne végétal, nous voyons là des êtres qui ne présentent plus les caractères de l'animalité qu'au commencement de leur existence ; à un moment donné, leur analogie avec les végétaux devient complète : telle est la métamorphose que subit *l'éponge* dès qu'elle s'est fixée à un corps étranger, en s'immobilisant pour l'avenir

---

Ici se terminent les généralités que nous nous étions proposé d'exposer sur la vie, l'organisation et l'homme. Nous n'avons pas entrepris la description complète des deux grandes fonctions, la nutrition et l'innervation, dont nous avons cherché à donner une simple idée, et à plus forte raison, la description des caractères distinctifs qu'elles présentent dans chaque classe du règne animal, parce que l'on trouve cette étude dans les traités de zoologie et de physiologie élémentaires. Si le lecteur voulait acquérir des notions lar-

gement suffisantes sur le mécanisme de notre organisation et posséder les applications qu'elles peuvent
fournir à l'hygiène et à la médecine, nul ouvrage n'est
plus capable de le satisfaire à ce point de vue que
celui du docteur Gustave Le Bon. Nous avons déjà eu
l'occasion de le recommander et d'indiquer son titre.
Nous croyons utile de placer ci-contre un tableau
présentant la classification des fonctions de l'organisme,
d'après MM. Béraud et Robin (*Nouveaux éléments de
physiologie de l'homme, etc.*, 2ᵉ édition).

## FONCTIONS VÉGÉTATIVES

### (COMMUNES AUX ANIMAUX ET AUX VÉGÉTAUX)

Fonctions de nutrition d'où :
conservation de l'individu.

COMPRENANT :
*La digestion.*
*La respiration.*
*La circulation.* (1)

---

(1) Le professeur de physiologie, Julius Budge, fait ressortir, dans
le passage suivant, l'importance capitale du rôle rempli par la *circulation* et la *respiration* qui sont classées dans les fonctions de
nutrition :

« L'expérience apprend, dit-il, que le corps humain ne peut se
» conserver qu'à la seule condition que des aliments convenables et
» de l'air atmosphérique lui soient apportés du dehors et que les

Fonctions de reproduction d'où : Fonction ovarique.
conservation de l'espèce.            —     spermatique

# FONCTIONS ANIMALES
## (CARACTÉRISTIQUES DE L'ANIMALITÉ)

Fonctions de relation mettant l'individu en rapport avec le monde extérieur.

1° Fonctions des organes des sens établissant des relations du dehors au dedans ;
- *Vision.*
- *Audition.*
- *Olfaction.*
- *Gustation.*
- *Toucher.*

2° Fonctions d'organes divers établissant des relations du dedans au dehors ;
- *Locomotion* (marche, mouvements.)
- *Phonation* (voix, parole.)

3° Fonctions dites spéculatives ; fonctions intellectuelles.
- *L'intelligence.*
- *L'activité.*

» excréments, l'urine, l'air respiré, la vapeur d'eau cutanée soient
» expulsés de son sein. Bien des fonctions, il est vrai, contribuent à
» maintenir le corps dans la possession des propriétés qui lui appar-
» tiennent ; mais il y en a deux, sans lesquelles toutes les autres
» s'éteignent et la mort arrive fatalement, à savoir : la *circulation* et
» la *respiration.*

» Pour les prolonger aussi longtemps que possible, le reste du
» corps donne, quand nulle nourriture n'arrive du dehors, ses propres
» provisions, jusqu'à ce qu'il n'y ait plus de matériaux suffisants
» pour que les organes de la circulation et de la respiration puissent
» accomplir leurs travaux. »

(*Compendium de physiologie humaine*, traduction d'Eugène
VINCENT.)

Avant de passer à la deuxième partie de cet ouvrage, nous ne pouvons nous empêcher de présenter deux réflexions qui nous sont inspirées par certaines conditions de développement et d'entretien de l'organisation, et ces deux réflexions sont opposées.

Nous nous demandons d'abord comment cette organisation si compliquée, si fragile en apparence, résiste à tant de causes de destruction? et nous entendons parler tant des causes naturelles et accidentelles (maladies, accidents, influence des milieux dans lesquels nous vivons), que des causes dont nous sommes nous-mêmes les générateurs (infractions à l'hygiène, mauvaises habitudes, etc.)

D'autre part, nous nous posons aussi cette question : Pourquoi un organisme aussi merveilleusement constitué que le nôtre ne peut-il pas, abstraction faite des maladies et des accidents, permettre aux hommes une vie plus longue, dépassant de beaucoup la période centenaire qui est exceptionnellement atteinte? (1).

(1) On peut citer comme exemples aussi rares qu'étonnants d'existences centenaires, celle de Joseph Surrington, mort en Norwége, à l'âge de plus de 150 ans; celle de François Consit, mort en Angleterre à 150 ans; de Thomas Winslow, en Irlande, à 148 ans; de Jacques Juratien, en France, à 125 ans. On est loin, sur ces exemples,

Cet organisme, qui assimile et qui désassimile sans cesse, comme nous l'avons vu, n'est pas aujourd'hui, par exemple, dans sa masse et d'une façon absolue, le même qu'il était il y a huit jours. Il arrive un moment, à diverses époques de l'existence, où il s'est complétement renouvelé; et, ce renouvellement complet, quel physiologiste saurait dire avec exactitude combien de fois il se produit depuis la naissance jusqu'à une vieillesse avancée? Mais, pourquoi la vieillesse, pourquoi le cercle admirable qui fixe de nouveaux éléments, qui remet sans cesse, quoique partiellement, l'organisme à neuf, n'est-il pas perpétuel? Les conditions de mi-

du chiffre que certains calculs assignent à la durée de la *vie moyenne,* qui ne serait que de 35 ans environ, la mort naturelle étant fixée à peu près à 90 ou 100 ans. Mais qui expliquera les grandes différences de durée qui existent entre des espèces d'animaux dont la différence d'organisation ne pourrait jamais suffire à rendre compte de cette inégalité?

Ainsi les éléphants pouvant vivre, à ce que l'on prétend, 400 ans, pourquoi l'ours ne dépasse-t-il rarement que 20 ans? La taille ne doit pas être prise en considération, puisque l'on voit des chiens, des loups, vivre à peu près aussi longtemps que des chevaux. Et dans ces derniers, pourquoi faut-il constater des différences telles dans la durée de la vie, que quelques-uns peuvent atteindre une vieillesse de 72 ans, tandis que presque tous ne dépassent guère 25 ou 30 ans?

Citons encore comme animaux remarquables par leur longévité, les *corbeaux,* les *tortues,* les *aigles,* qui peuvent vivre près d'un siècle ou le dépasser. Les cygnes ont atteint jusqu'à l'âge de 300 ans.

lieu ne changeant pas, et abstraction faite des maladies et des accidents, pourquoi notre machine s'use-t-elle fatalement? Cette usure se produit-elle par suite d'un fonctionnement incessant dont cependant le repos, le sommeil, ralentissent périodiquement et efficacement la mesure? Tient-elle à une imperfection fondamentale de l'organisation? ou bien encore, est-elle une destinée tracée d'avance par *la cause des causes*, selon l'expression d'un philosophe? L'embarras est grand pour nous prononcer (1). En tout cas, il est un autre cercle

« (1) De la rénovation continue qui caractérise la vie, il ne résulte
» réellement que l'obligation de croître d'abord et de décroître en-
» suite, à moins d'un parfait équilibre entre l'assimilation et la désas-
» similation ; aucune contradiction n'empêcherait de concevoir cette
» alternative comme indéfiniment répétée chez le même être, sans y
» interrompre jamais la continuité vitale. La théorie générale de la
» mort, quoique nécessairement fondée sur celle de la vie, en parait
» donc, au fond, distincte ; elle se trouve jusqu'ici moins avancée,
» n'ayant presque jamais inspiré de recherches systématiques. »
(LITTRÉ et ROBIN, *Dict. de médecine, de chirurgie, etc.*, art. *Mort.*)

« Chez les êtres qui font partie du règne animal, l'exercice même
» de la rénovation moléculaire finit par user le principe qui l'entre-
» tient, sans doute parce que le travail d'échange, ne s'accomplissant
» pas avec une régularité mathématique, il s'établit dans la figure,
» comme dans la substance de l'être, une déviation insensible, et que
» l'accumulation des écarts finit par amener un type chimique ou
» morphologique incompatible avec la persistance de ce travail. La
» loi qui préside, dans l'organisme animal, à cet échange de matières,
» pivot fondamental de son activité vitale, porte donc en elle-même,
» par une imperfection de fait, sinon par un immuable destin, la cause

de vie, celui de la *vie universelle*, qui se meut dans des périodes infinies, celui de l'éternelle matière en activité, qui n'éprouve qu'une interruption relative par l'effet des révolutions qui marquent les âges de la terre. Ce cercle immense est représenté par le retour de tout ce qui a vécu à la nature, laquelle fait servir, par une transformation puissante, tous les débris organiques à l'entretien et, par suite, au renouvellement de la vie d'autres êtres. Les moyens sont simples, comparés à la grandeur du résultat. Une citation de Bichat nous a déjà indiqué quels étaient ces moyens. Ajoutons quelques détails que nous empruntons à un de nos chimistes les plus distingués :

« C'est dans le règne végétal, dit M. Dumas, que réside
» le grand laboratoire de la vie organique, c'est là que
» les matières végétales et animales se forment, et elles
» s'y forment aux dépens de l'air ; des végétaux, ces
» matières passent, toutes formées, dans les animaux

» de sa neutralisation finale, et la mort peut être ainsi considérée
» comme le terme inévitable, comme la conséquence nécessaire de la
» vie. Dans ces limites se trouve confirmé, par les réalités de la na-
» ture, ce dogme des moralistes et des théologiens, que *la mort est*
» *non-seulement la fin, mais le but de l'existence* »
(EMILE BERTIN, *Dictionnaire encyclopédique des sciences médicales*,
art. *Mort*.)

« herbivores, qui en détruisent une partie et qui accu-
» mulent le reste dans leurs tissus ; des animaux her-
» bivores, elles passent, toutes formées, dans les ani-
» maux carnivores, qui en détruisent ou en conservent
» selon leurs besoins ; enfin, pendant la vie de ces
» animaux ou après leur mort, ces matières organi-
» ques, à mesure qu'elles se détruisent, retournent à
» l'atmosphère d'où elles proviennent. Ainsi se forme
» ce cercle mystérieux de la vie organique à la surface
» du globe. L'air contient ou engendre des produits
» oxydés, acide carbonique, eau, acide azotique, oxyde
» d'ammonium. Les plantes, véritables appareils ré-
» ducteurs, s'emparent de leurs radicaux, carbone, hy-
» drogène, azote. Avec ces radicaux elles façonnent
» toutes les matières organiques ou organisables,
» qu'elles cèdent aux animaux. Ceux-ci, à leur tour,
» véritables appareils de combustion, reproduisent à
» leur aide, l'acide carbonique, l'eau, l'oxyde d'ammo-
» nium, et l'acide azotique, qui retournent à l'air pour
» reproduire de nouveau et dans l'immensité des siè-
» cles, les mêmes phénomènes (1)

(1) « Ainsi, a pu dire aussi de son côté M. Longet, tout s'enchaine
la vie entretient la vie, et la mort sert à la renouveler suivant des loi,
éternelles. »

» Et si l'on ajoute à ce tableau, déjà si frappant par
» sa simplicité et sa grandeur, le rôle incontesté de la
» lumière solaire, qui seule a le pouvoir de mettre en
» mouvement cet immense appareil, cet appareil ini-
» mité jusqu'ici, que le règne végétal constitue, et où
» vient s'accomplir la réduction des produits oxydés de
» l'air, on sera frappé du sens de ces paroles de La-
» voisier :

« *L'organisation, le sentiment, le mouvement spontané,*
» *la vie, n'existe qu'à la surface de la terre et dans les*
» *lieux exposés à la lumière. On dirait que la fable du*
» *flambeau de Prométhée était l'expression d'une vérité*
» *philosophique qui n'avait point échappé aux anciens.*
» *Sans lumière, la nature était sans vie, elle était morte*
» *et inanimée ; un Dieu bienfaisant, en apportant la lu-*
» *mière a répandu sur la surface de la terre l'organi-*
» *sation, le sentiment et la pensée.* »

« Ces paroles sont aussi vraies qu'elles sont belles.
» Si le sentiment et la pensée, si les plus nobles facul-
» tés de l'âme et de l'intelligence ont besoin, pour se
» manifester, d'une enveloppe matérielle, ce sont les
» plantes qui sont chargées d'en ourdir la trame avec
» les éléments qu'elles empruntent à l'air, et sous

» l'influence de la lumière que le soleil, où en est la
» source inépuisable, verse constamment et par tor-
» rents, à la surface du globe.

» L'atmosphère constitue donc le chaînon mysté-
» rieux qui lie le règne végétal au règne animal. »
(Leçon faite à la Faculté de médecine de Paris, par
M. Dumas, au nom de M. Boussingault et au sien, sur la
statique chimique des êtres organisés. — Cité par
M. Riche, dans son *Manuel de chimie médicale*, 2e édit.
— *Chimie biologique*, p. 625).

# DEUXIÈME PARTIE

---

## NOTIONS GÉNÉRALES

## SUR LES SCIENCES MÉDICALES

# NOTIONS SUR LES SCIENCES MÉDICALES

« Ce n'est pas dans des spéculations sys-
» tématiques déduites d'hypothèses *a*
» *priori* mais bien dans les faits scrupu-
» leusement et judicieusement interprêtés
» que gisent les véritables connaissances
» du médecin et les recherches utiles à
» l'humanité. »

PIORRY (*Traité de pathologie médicale
et de médecine pratique*).

« L'observation directe et instinctive de
» l'organisme vivant, sain et malade, de
» tout ce qu'il est, de tout ce qui s'y passe,
» telle est la source de la vraie science
» médicale. »

L. BOYER (*Dict. encyclopédique des
sciences médicales*).

## I

### Aperçu historique

La médecine doit être aussi ancienne que l'homme, celui-ci ayant été de tout temps accessible aux douleurs physiques, à la maladie, et ayant dû de tout temps aussi se préoccuper par instinct d'y apporter remède.

Avant Hippocrate (ve siècle avant J.-C.) les connaissances médicales étaient loin de constituer ce que l'on
appelle une science. Certaines pratiques dont on rapporte l'honneur à Esculape (1), le prédécesseur du premier grand médecin de l'antiquité, dénotaient bien
quelques notions d'hygiène et quelque peu d'observation ; mais les superstitions débordaient le tout petit
fonds d'idées raisonnées que l'on possédait à ces époques,
de nuit pour les sciences.

Hippocrate est bien réellement digne du nom de
médecin, et Barthez lui rend justice à d'autres points
de vue, en disant dans un discours qu'il a écrit sur le
génie du fondateur de la médecine rationnelle : « Qu'il
est douteux s'il a jamais existé un homme pourvu à un
degré aussi éminent des qualités qui font le vrai citoyen, le grand philosophe, le sage médecin. »

Quoiqu'un grand nombre des remèdes et des moyens
appliqués par Hippocrate soient encore utilement employés de nos jours, c'est moins le côté pratique de
ses œuvres (2) qui crée son titre à l'immortalité que

(1) Dont les anciens ont fait le Dieu de la médecine.
(2) M. BOUCHUT (*Nouveaux éléments de pathologie générale*) nous
édifie dans les lignes suivantes sur la valeur *actuelle* des œuvres
d'Hippocrate :

l'idée qui préside à leur composition. En établissant l'application de la raison et de l'expérience à la médecine, il a condamné les pratiques ridicules qui retardaient indéfiniment le progrès, et il a ouvert à la science et à l'art leur voie véritable.

N'est-ce pas tracer à l'art de guérir sa voie véritable que d'écrire plus de quatre siècles avant J.-C. : « *La* » *médecine doit établir les règles de la thérapeutique* (1) » *non sur des raisonnements* a priori, *même les plus* » *vraisemblables, mais sur l'expérience unie à la rai-* » *son.* »

Ce qui manquait au médecin de Cos, c'était des connaissances suffisantes d'anatomie et de physiologie, sciences à peine ébauchées, le respect absolu des Grecs pour les morts s'opposant à la dissection du corps hu-humain.

---

« Le traité *des airs, des eaux* et *des lieux*, dit-il, le livre *des épi-* » *démies, du pronostic* et *du régime*, renferment la plupart des » choses utiles à connaître sur l'influence des principales causes mor- » bifiques, sur la fin d'un certain nombre de maladies et sur le régime » à imposer aux malades. Sans doute, l'œuvre est incomplète et ren- » ferme des idées théoriques que le temps a fait rejeter ; mais le fond » est inattaquable, et l'homme qui découvre autant de vérités, encore » vraies à deux mille ans de distance, a droit à tous les hommages » de la postérité. »

(1) La thérapeutique est la partie de la médecine qui s'occupe du traitement des maladies.

Quelques successeurs d'Hippocrate se distinguèrent en créant des théories dont certaines applications se retrouvent dans la pratique actuelle (saignée, médicaments émollients, anti-inflamatoires). Mais le plus illustre de tous fut sans contredit Galien, né l'an 128 après J.-C., à Pergame (Asie mineure), et qui devint le médecin des empereurs Marc-Aurèle et Sévère.

Galien dont l'érudition embrassait tout ce que l'on pouvait savoir des sciences à cette époque, composa, dit-on, cinq cents traités sur la médecine. Il parut au moment où l'esprit philosophique commençait à étouffer, sous des spéculations stériles, les germes féconds de la doctrine d'Hippocrate.

Un homme influent, le rhéteur Asclépiade, avait bien eu le mérite de présenter quelques vues d'ensemble utiles à la pratique, mais il n'avait pas racheté suffisamment par là, ses excès d'imagination portant ses disciples à négliger l'observation des faits et l'enseignement de l'expérience. Galien fit des découvertes dans toutes les branches des connaissances qui se rattachent à l'art de guérir : anatomie, physiologie, médecine proprement dite, hygiène, matière médicale, pharmacologie. C'est surtout par ses travaux en anatomie et en physiologie qu'il nous étonne, car lui aussi ne put disséquer des cadavres humains. On doit cependant lui reprocher d'avoir embarrassé, malgré ces qualités d'observateur, tous ses ouvrages de vues systématiques sur lesquelles s'appuyèrent, malheureusement de préférence aux connaissances solides, les médecins qui lui succédèrent pendant de nombreuses générations. Après cet homme de génie, nous voyons ses disciples, ce qui arrive presque toujours à la suite des grandes impulsions intellectuelles, exagérer les idées du maître, perdre de vue les principes qu'il avait établis, et reculer les limites de la science au lieu de les avancer.

Il ne fut plus question dès lors que de remèdes que l'on associait selon les caprices de l'imagination et que l'on administrait à tort et à travers, en dehors de tout raisonnement et de toute expérience. C'est ce qu'on appelle le règne de la *polypharmacie* (1).

La médecine arabe en progrès ne triompha pas de la routine, et s'il faut faire une exception pour l'Espagne au XI<sup>e</sup> siècle, et pour l'Italie à l'époque de la Re-

______

(1) De *polus*, beaucoup, et *farmacon*, médicament.

naissance, on peut dire que le moyen âge est une période qui enveloppe d'épaisses ténèbres la médecine, comme toutes les autres sciences d'observation. Les superstitions dominèrent, et avec elles, les pratiques absurdes.

Au XVIe siècle, Paracelse, alchimiste surtout, fit des découvertes importantes et réagit contre la polypharmacie; mais outre qu'il ne sut pas appliquer avec sagacité des substances qui rendent de nos jours des services signalés (préparations arsenicales, ferrugineuses, mercurielles), il eut le tort grave d'amalgamer, les connaissances médicales avec des notions d'astrologie, de magie et d'autres inventions occultes.

Nous nous arrêterons là après avoir cité encore un homme illustre, Boerrhave, qui, à l'exemple de Paracelse, cultiva avec ardeur l'étude des substances médicinales et chimiques, tout en enseignant de meilleures traditions au point de vue de la pratique. Ses ouvrages peuvent être lus avec fruit aujourd'hui même.

Près de deux siècles, il est vrai, se sont écoulés de Paracelse à Boerrhave; l'alchimie va céder le pas à la chimie, étude beaucoup plus positive; André Vésale et l'illustre Harvey ont, de leur côté, fait faire à l'anatomie et à la physiologie un progrès considérable, le premier avec son admirable traité du corps humain ; le second, en découvrant la circulation du sang. Avec eux s'ouvre l'ère moderne des travaux les plus mémorables. D'autre part, quoique Bacon et Descartes (1) n'appartiennent pas à la médecine, c'est un devoir pour cette science de reconnaître la féconde influence que ces hommes de génie exercèrent sur son développement par les belles méthodes qu'ils léguèrent dans l'intérêt des recherches scientifiques (2).

Nous avons omis à dessein, dans ce très court aperçu historique, de citer d'autres noms auxquels se rattachent des doctrines qu'il nous a paru difficile d'exposer avec clarté à des lecteurs étrangers à ces questions.

(1) Bacon et Descartes ont précédé Boerrhave. Ce dernier, en effet, est né en 1668, près de Leyde ; Descartes, en 1596, à La Haye, en Tourraine ; Bacon, en 1560 à Londres. — André Vésale appartient au milieu du xvi⁰ siècle ; Harvey, au commencement du xvii⁰ siècle.

(2) Le degré de perfection qu'il a été donné aux sciences d'observation d'atteindre, grâce à la direction nouvelle imprimée aux investigations modernes, fait partager à tout esprit un peu éclairé de notre époque le sentiment que Voltaire traduisait en disant :

« *Ancienne histoire, ancienne astronomie, ancienne physique, an-*
» *cienne médecine (à Hippocrate près), ancienne géographie, an-*
» *cienne métaphysique, tout cela n'est qu'ancienne absurdité qui fait*
» *sentir le bonheur d'être né tard.* »

( Dictionnaire philosophique).

Ces doctrines ont laissé plus ou moins trace de leur passage dans la médecine contemporaine. Mais les principes qui dirigent celle-ci révèlent largement l'inspiration des deux grands maîtres de l'antiquité, Hippocrate et Galien, auxquels nous tenions à consacrer quelques lignes.

Nous aurons l'occasion de parler, à propos de pathologie (science des maladies), des hommes influents de la dernière génération et de la génération actuelle.

## II

**Des secours que prêtent les sciences physiques (sciences accessoires) aux sciences médicales. — Sciences auxiliaires ou fondamentales. — Méthodes.**

En étudiant les sciences physiques et naturelles (physique, chimie, zoologie, botanique, géologie), on remarque que les connaissances qu'elles exposent s'enchaînent si bien, que les faits se rattachent si naturellement à leurs lois, que les inductions sont parfois si rigoureuses, qu'il paraît impossible que ces sciences ne soient pas pourvues des seules méthodes qui leur conviennent, et qu'elles ne se trouvent pas dans la seule voie véritablement capable de les mener jusqu'aux dernières limites accessibles à l'intelligence de l'homme.

Aujourd'hui, accepter que les sciences dont nous parlons se développeront encore, malgré le développement admirable qu'elles ont atteint, et donneront la solution d'autres grands problèmes qui peut-être étonneront le monde déjà étonné de la vapeur et du télégraphe, par exemple; accepter cela, disons-nous, est presque article de foi pour les savants et même pour des hommes d'une instruction ordinaire. Eh bien! les méthodes modernes qui ont tant fait pour les progrès des sciences physiques dont les résultats nous transportent d'admiration, la voie qu'elles ont tracée, sont les mêmes méthodes qui guident les investigations des sciences médicales et qui tracent la même voie dans laquelle ces dernières marchent vers l'avenir.

Pourquoi donc trouve-t-on plus de sceptiques lorsqu'il s'agit des progrès de la médecine? C'est, croyons-nous, parce que l'étude des sciences physiques et naturelles est infiniment plus répandue que celle des sciences médicales, ces dernières ne tentant guère que

les hommes aspirant à devenir praticiens. Nous ne
voulons pas dire que les médecins aient seuls le monopole de la connaissance de l'homme, car les natura-
listes, et outre ceux-ci, quelques philosophes ou même
de simples curieux s'occupent de notre organisation,
de son fonctionnement et parfois de ses maladies;
mais il y a loin de là à étudier en détail, dans les am-
phithéâtres et dans les hôpitaux, l'anatomie, la physiologie, la pathologie, la clinique (1), l'hygiène, la thérapeutique, la matière médicale, en un mot, l'ensemble
imposant quoique irrégulier de toutes les connaissances qui tiennent par un lien étroit à la médecine proprement dite ou qui la constituent. Aussi le public
est-il de bonne foi mauvais juge dans les questions
médicales, car sa conscience n'est pas éclairée, ce qui
revient à dire qu'il se trouve incompétent faute
d'une instruction qu'il lui est d'ailleurs impossible
d'acquérir dans la mesure nécessaire, nous le reconnaissons.

Pour concevoir la médecine comme science et comme

(1) La clinique est la science des maladies appliquée au lit du malade (*cliné*, lit).

La matière médicale est l'étude des substances employées par la
thérapeutique pour combattre les maladies.

art, basée sur des fondements solides, à l'abri, pour l'avenir, des surprises de l'imagination, qui ébranlèrent si souvent, les quelques saines idées péniblement acquises dans un long intervalle de siècles, il faut bien se pénétrer de l'esprit des méthodes qui la dirigent :

« Au milieu d'elles, dit M. L. Hecht, émerge comme » un phare lumineux, la méthode expérimentale.

. . . . . . . . . . . . . . . . . . . .

» Elle justifie la prétention légitime de la médecine, » d'être une science au même titre que les autres scien- » ces naturelles.

» Les résultats importants et féconds déjà obtenus » par la méthode expérimentale, nous autorisent à » bien augurer des nouveaux progrès qu'elle fera réa- » liser aux sciences médicales dans la voie de la vé- » rité (1). » *Dict. encyclopédique des sciences médicales.*

Il faut ensuite étudier la médecine dans son ensemble et d'une façon positive, avec l'aide de l'expérience

______

(1) « Cette application des méthodes exactes à la recherche des ma-
» ladies, a fait disparaître, condamner sans retour, une foule d'idées
» abstraites, systématiques, qui ont longtemps obscurci le diagnos-
» tic, fait dévier la thérapeutique, et qui, donnant à la médecine l'air
» d'un roman plutôt que d'une science exacte, avaient ainsi contribué
» à la discréditer. »

(GRISOLLE, Pathologie interne, préface.)

clinique que l'élève suit sous la direction du maître à l'hôpital et que le praticien interprète toujours à son profit, une fois livré à ses propres forces, s'il ne s'écarte pas des principes qui font aujourd'hui la gloire de nos écoles.

La médecine proprement dite n'est pas une science indépendante. Nous savons tous quelles sont les sciences auxiliaires, fondamentales, sur lesquelles elle s'appuie, sciences auxiliaires si indispensables, qu'on peut affirmer la médecine impossible sans elles, ou plutôt qu'elles font partie intégrante de la médecine. Celle-ci, en effet, ayant pour but d'appliquer à l'organisation malade et en désordre, des moyens capables de modifier heureusement cette organisation et de la faire rentrer dans l'ordre, comment ne pas concevoir *a priori* la nécessité d'étudier le corps humain, ses organes, leurs rapports, leur composition, leurs fonctions. Donc, une première science s'impose, qui s'occupera de la structure et de la composition de l'organisme : c'est l'objet de l'*anatomie*, le cadavre lui appartient. Une autre science devra reprendre l'étude des parties et des organes inventoriés et analysés par l'anatomie, pour chercher à connaître les actions que ces parties et ses organes sont capables de remplir (1) : c'est là l'objet de la physiologie ; toutes les manifestations de l'organisme vivant sont de son domaine.

« L'étude approfondie de la physiologie, dit M. G.
» Le Bon, a rendu intelligibles le mécanisme et la
» cause de phénomènes morbides, complétement obs-
» curs autrefois. On comprend pourquoi un organe ne
» fonctionne plus, quand on connaît bien les condi-
» tions de son fonctionnement, de même que l'intel-
» ligence parfaite d'une machine fait immédiatement
» découvrir les causes de son dérangement. »

L'observation et l'expérimentation ont fait faire à l'anatomie et à la physiologie des progrès considérables, mais ces méthodes ont été puissamment secondées dans leur application par les procédés pratiques d'investigation auxquels les sciences physiques (sciences accessoires) ont donné naissance. C'est grâce au microscope, par exemple, que l'anatomie est parvenue à étu-

(1) « Sans s'astreindre à l'observation unique de l'organisme humain,
» la physiologie observe la vie chez les animaux, pratique les vivisec-
» tions, met à découvert les organes de ses victimes, assiste à leur
» fonctionnement et note les conditions dans lesquelles celui-ci peut
» s'effectuer. »
(L. HECHT, *Dictionnaire encyclopédique*).

4..

dier la composition élémentaire des tissus, tout un ordre de connaissances nouvelles ; et c'est grâce à la chimie que la physiologie a pu expliquer d'une façon
lumineuse les grands phénomènes vitaux de la nutrition (digestion, transformation chimique des aliments,
assimilation) et de la respiration (oxygénation du
sang, combustions organiques, etc.). La médecine elle-
même, la clinique aussi bien que la pathologie (1) doivent beaucoup à ces mêmes sciences, et, sans leurs
secours, elles poursuivraient encore la solution de certains problèmes très-importants comme étude et comme
pratique. Que saurions-nous de certaines altérations du
sang et du traitement à opposer à ces altérations, si la
chimie n'était venue avec son analyse et ses réactifs
nous donner les moyens de découvrir ici l'albumine,
là du sucre dans l'urine des malades, et en même
temps que ces moyens, les indications nécessaires pour
pallier ou guérir les affections dont les symptômes nous
ont été révélés ?

Que connaîtrions-nous de certaines lésions profondes

___________

(1) La pathologie est la science des maladies, et la clinique est cette
même science appliquée au lit du malade, ainsi que nous l'avons dit
ailleurs.

de l'œil, de cet organe de la vision auquel nous tenons autant qu'à la vie, si un instrument ingénieux, l'*ophtalmoscope* (1), offert par la physique, ne venait armer le chirurgien pour l'examen des parties cachées à l'inspection directe ? et ce même instrument permettra, d'autre part, au médecin, de constater des altérations dont le cerveau même peut être le siége. Il s'en faut que la physique et la chimie aient borné là leurs services. Dans bien d'autres cas de médecine pratique la première nous prête le secours de ses instruments, de ses agents (thermomètre, électricité, lumière, etc.) ; et la seconde, celui de ses agents aussi (réactifs) et de ses analyses.

Reconnaissons donc que si les sciences physiques ne sont pas au médecin d'une nécessité aussi immédiate que l'anatomie et la physiologie, elles sont néanmoins indispensables et s'imposent, soit pour aider dans les recherches que poursuivent ces deux sciences fondamentales, soit pour éclairer l'étude des symptômes dans certaines affections, lorsque l'art réclame du praticien l'application de toutes ses connaissances.

(1) De *oftalmos*, œil, *scopéin*, examiner. L'ophtalmoscope a été inventé par Holmholtz.

## III

**La Pathologie et ses divisions élémentaires. — Diagnostic. — Etiologie. — Pronostic. — L'anatomie pathologique et l'histologie. — La thérapeutique.**

Celles des sciences médicales qui constitue la médecine proprement dite et dont les fondements reposent sur les sciences précédentes est la *pathologie* (1) (sciences des maladies). Elle se compose de divers éléments dont le concours doit tendre vers un but unique : soulager ou guérir le malade.

Exposons succinctement ces éléments et nous aurons donné une idée suffisante de l'importance et de l'étendue des matières qu'embrasse la pathologie.

### Diagnostic

Pour traiter rationnellement et surtout efficacement une maladie, en même temps pour ne pas nuire au malade en appliquant des remèdes intempestifs, très dangereux peut-être dans certains cas, il faut d'abord

---

(1) *Patos*, maladie, *logos*, discours :

« La pathologie est cette branche de la médecine qui a pour objet
» la connaissance des maladies. C'est la science de l'homme souffrant,
» comme la physiologie est la science de l'homme en santé. »

(GRISOLLE, *Pathologie interne*.)

satisfaire à cette première nécessité : le *diagnostic* (1), expression qui signifie à la fois reconnaissance et distinction de la maladie. Mais la maladie, comme l'a dit le professeur Piorry, n'est pas une unité : « Les organes solides ou liquides étant multiples, leurs relations étant nombreuses, il arrive que la souffrance primitive des uns se complique bientôt de la souffrance consécutive des autres, ou encore qu'un bon nombre de ces organes souffre simultanément. » Le diagnostic sera donc une opération complexe, d'abord au point de vue de l'affection en elle-même; ensuite, outre les interrogations et les explorations physiques pour découvrir le siége, l'étendue, l'intensité, la nature des altérations, le praticien devra, pour mieux s'éclairer, sonder le tempérament, les prédispositions héréditaires ou acquises, les habitudes hygiéniques du malade. Parfois même il sera obligé, pour se confirmer dans son diagnostic, de prendre en considération les effets de la médication qu'il aura instituée.

Nous pensons qu'il est inutile d'insister sur l'importance de l'opération diagnostique, importance évidemment capitale, puisque sans la notion qu'elle fournit

(1) *Diagnôsis*, discernement.

(la connaissance de la maladie) on ne peut traiter le malade qu'à tout hasard et courir bien plus le risque de lui nuire que la chance de le soulager. « Le diagnostic, *a dit un auteur*, est la pierre de touche de la médecine. »

Nous avons indiqué ailleurs les secours que les instruments de physique et les moyens chimiques peuvent offrir au praticien dans la recherche des signes de certaines maladies ; nous ne reviendrons pas sur ce sujet, et nous exposerons encore moins la longue énumération de tous les autres procédés pratiques d'investigation auxquels les grandes méthodes de l'observation et de l'expérimentation ont donné naissance. Nous ne saurions toutefois passer sous silence la découverte de Laënnec (1), l'*auscultation* (2), ou procédé

(1) Laënnec, né à Quimper (Bretagne), en 1781. C'est à l'hôpital Necker « qu'il fit et poursuivit dans tous ses détails, dans toutes ses applications, cette admirable découverte de l'auscultation, qu'il porta « du premier jet à un tel point de perfection, qu'aujourd'hui, après » cinquante années d'épreuves, l'ouvrage qui la promulgua est en-« core debout, et, qu'à part certaines particularités relatives surtout » aux maladies du cœur, il peut être regardé comme représentant « l'état de la science. »

(B. G. D., *Dictionnaire encyclopédique des sciences médicales*.) Laënnec est mort phthisique en 1826.

(2) *De auscultare*, écouter.

pour percevoir par l'application de l'oreille, les signes
révélateurs des désordres profonds de la poitrine, du
cœur, des gros vaisseaux. C'est bien là une de ces inventions impérissables, suffisant à donner l'immortalité à leurs auteurs, et cependant combien de personnes instruites ignorent le nom de Laënnec, comme
d'ailleurs celui de Jenner (1), l'inventeur de la vacci-
nation, et les noms d'autres génies bienfaiteurs de
l'humanité, laquelle sait parfaitement en revanche,
comment s'appellent tous les gens qui l'ont envoyée
aux abattoirs des champs de bataille.

C'est grâce à l'auscultation et à un autre moyen
qu'on lui associe, la *percussion* (découverte par Awenbrugger) (2), que nous suivons pas à pas, pour ainsi

(1) Edouard Jenner est né à Berkeley (Gloucester), en 1749. Il
publia sa découverte, c'est-à-dire, l'inoculation du *cowpox*, maladie
des vaches, en 1798. Le meilleur préservatif de la petite vérole était
dès lors trouvé. L'Angleterre fit don à Jenner, à titre de récompense
nationale, de vingt mille livres sterling et frappa une médaille en son
honneur. Jenner est mort en 1823; depuis 1826 il a une statue dans
la cathédrale de Gloucester.

(2) Awenbrugger, né à Graetz (Styrie), en 1722, pratiqua la médecine à Vienne, où il vécut ignoré de la France et des autres na-
tions. Il est mort en 1788. La postérité ne saurait oublier son nom
après le service signalé qu'il a rendu à la pratique. A l'aide de la
percussion seule, nous arrivons à connaître avec une exactitude presque mathématique, le volume de certains organes profonds, tels que le
cœur, le foie, la rate, organes susceptibles d'acquérir sous diverses

dire, les progrès des inflammations bronchiques et pulmonaires, de la tuberculisation dans ces mêmes voies, des maladies organiques du cœur et des gros vaisseaux (anévrysmes); ce qui n'empêche pas assurément de tenir compte des autres symptômes présentés par l'état général du sujet dans ces maladies.

Toutes les maladies ne se diagnostiquent pas facilement. Il y en a même d'impossibles à reconnaître ou à distinguer, malgré l'attention la plus appliquée et malgré l'aide des plus utiles perfectionnements de recherche. Ce vieux dicton populaire : *le médecin n'est pas sorcier*, s'il a le défaut de n'exprimer qu'une vérité à la façon de M. Prudhomme, indique bien que, dans certains cas, le praticien aurait besoin d'être plus qu'un homme pour atteindre l'inconnue qu'il poursuit.

Souvent le temps (les anciens l'avaient donné pour père à la vérité) fournit, sinon la certitude, du moins des présomptions plus ou moins fortes sur la nature des

influences des dimensions considérables relativement au volume normal. Le professeur Piorry a étendu et perfectionné la découverte d'Awenbrugger.

*Percussion* vient de *percutere*, frapper. MM. Littré et Robin, définissent la percussion : « *Une méthode d'exploration, à l'aide de aquelle on frappant sur les parois d'une cavité du corps, on peut reconnaître les lésions des parties contenues dans cette cavité.* »

troubles qu'on est impuissant à expliquer au début (1).
Même dans des cas communs tels que ceux des fièvres
éruptives (variole, rougeole, scarlatine) et des autres
fièvres continues (fièvres gastriques, rémittentes, mu-
queuse, thyphoïde), le médecin le plus capable ne saurait affirmer dans un sens absolu un diagnostic dès
l'invasion de ces maladies, attendu que les symptômes
particuliers à chacune d'elles ne se révèlent qu'au bout
d'un nombre variable de jours. Il peut arriver parfois,
malheureusement, que la connaissance de l'affection
soit sur-le-champ nécessaire dans l'intérêt de l'existence même du malade, comme par exemple lorsqu'il
s'agit d'une fièvre pernicieuse. Le premier accès pouvant devenir funeste (ce qui ne s'observe pas très fréquemment dans nos pays), on conçoit que le praticien

(1) L'interprétation que d'ailleurs on pourrait fournir de ces troubles, est même souvent démentie par les faits, ainsi qu'il est donné à
tout praticien de le constater dans bien des cas, et ainsi que l'a affirmé l'auteur d'un excellent traité de diagnostic :

« *On voit*, a dit Racle, *tous les jours, en clinique, des symptômes*
» *habituellement significatifs, ne pas être suivis de la maladie qu'ils*
» *semblaient annoncer ; des accidents initiaux redoutables aboutissant*
» *à une indisposition, et des phénomènes légers démasquant une ma-*
» *ladie grave.*

» *On ne fait donc pas toujours instantanément un diagnostic, le*
» *temps est un des éléments essentiels de cette opération.* »

doive, dès son premier examen, être fixé sur la nature des accidents pour agir de suite et mettre à *coup sûr*, à l'aide du sulfate de quinine à haute dose, son client à l'abri d'un second ou d'un troisième accès qui l'emporteraient infailliblement. C'est là un de ces cas trop rares où la médecine semble réellement divine, tant apparaît éclatante et rapide l'efficacité de son intervention.

**Etiologie.**

L'étiologie (1) étudie les causes qui produisent les maladies : « Nulle partie de la médecine, dit M. Bou-
» chut, n'offre autant d'incertitude et ne fournit autant
» de résultats illusoires que l'étiologie. »

Puisque nous avons cité cet auteur d'un excellent traité de pathologie générale qui est à sa deuxième édition, empruntons-lui encore pour donner au lecteur une idée de l'étiologie, la division qu'il adopte des causes des maladies.

M. Bouchut les divise en :

« 1° *Causes prédisposantes générales.* Celles qui agis-

(1) *Aitia*, cause, *logos*, traité.

sent sur un grand nombre d'individus à la fois... telles sont, par exemple, l'influence de l'atmosphère, des saisons, des climats, de la localité;

» 2° *Causes prédisposantes individuelles*, se rattachant aux influences d'âge, de sexe, de tempérament, de profession, d'hérédité;

» 3° *Causes déterminantes occasionnelles*. Elles sont très nombreuses, dit M. Bouchut, et comprennent toutes les causes morales mécaniques, traumatiques et chimiques; toutes les causes spéciales et spécifiques, telles que poisons, venins, miasmes, virus qui agissent soit à l'extérieur, soit à l'intérieur du corps humain. »

Nous croyons inutile de donner des exemples, le lecteur n'étant pas embarrassé pour reconnaître de lui-même plus d'une des diverses influences que nous avons signalées dans la production des maladies.

Nous ajouterons seulement que la science actuelle est loin d'avoir trouvé l'origine, la cause déterminante de tous les maux qui affligent l'humanité.

On possède à l'égard de beaucoup d'entre eux des données plus ou moins plausibles, plus ou moins confirmées par l'observation et l'expérience, mais de nombreux *désiderata* sont à combler, et de nouveaux progrès dans le domaine de l'étiologie éclaireraient peut-être à la fois l'hygiène et la médecine (la thérapeutique) pour prévenir ou pour combattre plus efficacement des affections restées incurables jusqu'à ce jour.

### Pronostic (1).

On entend par cette désignation le jugement que l'on porte sur la durée d'une maladie, sur ses éventualités possibles et surtout sur son mode de terminaison heureux ou funeste.

Ce jugement est d'autant plus sûr qu'il est fondé sur l'étude plus approfondie de toutes les considérations relatives à la maladie et au malade ; car il s'en faut que le type d'une affection ne change pas, et il a insisté sur une vérité utile, le professeur de clinique qui a dit qu'il n'y avait pas de maladies, mais qu'il n'y avait que des malades. La pratique démontre ce fait tous les jours. Le médecin qui porterait un pronostic invariable au sujet de toute fluxion de poitrine, par exemple, et qui traiterait cette affection d'après une méthode

(1) De *pro*, d'avance et *ginauskein*, connaître.

exclusive de traitement, donnerait la preuve d'une bien coupable ignorance. Il s'en faut que le même traitement convienne à toutes les inflammations pulmonaires, et il s'en faut que toutes ces inflammation présentent la même gravité ! Indépendamment, en effet, des formes diverses, de l'intensité variable que prend une même maladie, les circonstances tenant au malade même, telles que circonstances d'âge, de tempérament, d'habitudes, etc., s'imposent à l'attention du médecin qui tient d'abord à instituer un traitement rationnel, ensuite à ne pas porter à la légère le jugement dont nous avons parlé, le *pronostic*.

### Anatomie pathologique (1).

M. Barth, dans le *Dictionnaire encyclopédique des sciences médicales* définit l'anatomie pathologique :

*« Cette branche des sciences médicales qui a pour objet la connaissance des altérations produites par la maladie, dans les solides et les fluides du corps humain ; elle étudie les changements que les organes subissent, dans leurs rapports, leur forme, leurs dimensions et*

(1) Anatomie anormale, anatomie morbide, synonymes.

*autres caractères physiques, les modifications de leur structure, les métamorphoses de leurs éléments constitutifs et les produits nouveaux développés au sein de l'économie. Elle a pour complément, pour but pratique, d'en déduire les notions capables d'éclairer le diagnostic, le pronostic et le traitement.* »

L'anatomie pathologique est une branche presque nouvelle des sciences médicales. Son importance a été trop réduite par les uns et exagérée par les autres. Le public, étranger aux discussions du pour et du contre sur cette question, n'en comprendra pas moins, nous en sommes persuadés, surtout après la définition si précise de M. Barth, que l'étude des altérations matérielles, des lésions organiques, doit être d'une utilité capitale pour le médecin.

Que cette étude ait produit peu de résultats jusqu'à présent au point de vue des applications au traitement (1) des maladies, elle ne pourrait être, malgré

---

(1) Ainsi la connaissance exacte des phases de l'évolution tuberculeuse dans le poumon d'un phthisique, et celle même de la composition élémentaire du tubercule, n'ont pas mis sur la voie d'un traitement plus sûr de la phthisie. L'analyse minutieuse des éléments qui constituent les diverses tumeurs, n'empêchent pas, hélas ! qu'en présence d'un cancer, le chirurgien ne soit toujours dans la nécessité cruelle de recourir à une opération, seul remède connu jusqu'à ce jour.

cela, négligée sans un grave préjudice pour la science, car elle a fait déjà beaucoup de lumière de certains côtés, et l'avenir lui réserve peut-être de précieuses découvertes, si elle est toujours cultivée avec cette ardeur que dépensent pour elle les professeurs les plus éminents de nos Facultés.

La tendance anatomique, c'est-à-dire celle qui pousse vers les recherches matérielles, exactes, est de notre époque et la caractérise nettement. Les opinions vitalistes (doctrine de la force vitale), qui voyaient un grand nombre de *maladies essentielles*, de maladies sans matière (sans lésions), ont perdu beaucoup de leur influence depuis la création et les progrès de l'anatomie pathologique, celle-ci ayant montré des lésions là où l'on croyait que les troubles observés étaient seuls et essentiellement la cause de la maladie.

*L'histologie pathologique* (1) qui n'est que l'anatomie morbide aidée du secours puissant du microscope, a

(1) De *istos*, tissu, et *logos*, discours. L'histologie normale étudie la constitution élémentaire des tissus ; l'histologie pathologique étudie ces mêmes tissus au point de vue des altérations qu'ils présentent.

poussé ses investigations jusqu'aux éléments constituants de nos tissus, de nos humeurs, pour saisir, en
utilisant aussi les réactifs chimiques, les modifications
que subissent ces éléments sous l'influence des causes
morbides. De là un jour tout nouveau sur des questions
importantes de diagnostic. Le diagnostic relatif à la nature des diverses tumeurs, par exemple, qui était souvent plein d'obscurité avant les découvertes histologi-
ques, peut être aujourd'hui d'une certaine précision et
fournir, avec plus ou moins d'exactitude, la connaissance des éléments qui produisent ces tumeurs. Certaines affections générales se rattachant soit à l'état du
sang, soit à la perversion des sécrétions émanant de
ce liquide, ne sont bien connues que depuis l'application de la lentille.

« Que savait-on de la pneumonie, dit M. Vulpian,
» avec la description de Laënnec ? que nous apprenait
» la fameuse distinction des plaques de la fièvre ty-
» phoïde, en molles et en gaufrées ? Rien ; tandis que
» ces lésions sont maintenant connues dans tous leur
» détails, par les seuls effets de l'histologie pathologi-
» que » (*Cours de* 1869).

Nous insisterons un peu sur ce sujet, parce que la

querelle dure encore entre les partisans de toutes ces minutieuses recherches d'anatomie et ceux qui ne reconnaissent pas à ces études d'utilité bien positive. Les deux camps comptent des praticiens fort distingués en dehors des anatomistes, des histologistes exclusifs, qui ne voient d'avenir que dans les travaux d'amphithéâtre et dans le microscope, et qui n'acceptent aucune influence au delà des altérations matérielles pour expliquer les troubles de l'économie.

M. Verneuil, professeur à la Faculté de Paris, un érudit, un savant et un praticien à la fois, un de ces hommes qui suivent avec un intérêt passionné tous les travaux, toutes les découvertes, persuadés que l'on ne reçoit jamais assez de lumière, releva, en 1867, d'une façon brillante, l'histologie et le microscope, auxquels M. Nélaton, praticien éminent aussi, jetait trop dédaigneusement la désignation de faux semblant de science.

Empruntons quelques passages à ce plaidoyer, publié dans *la Gazette hebdomadaire* de cette époque :

« Ceux qui se servent du microscope, dit M. Ver-
» neuil, ont indiqué cent fois et indiquent tous les
» jours, le but qu'ils poursuivent. Ils veulent complé-
» ter l'anatomie pathologique des Morgagni, des Bi-

» chat, des Bayle, des Laënnec (1), avec des yeux
» cent, deux cents, cinq cents fois plus puissants.
» Grâce à la lentille, ils explorent un monde nouveau,
» absolument fermé à nos sens ordinaires ; ils étudient
» dans leurs moindres détails, à leur origine, dans leur
» évolution et leurs transformations, les lésions in-
» nombrables qui nous détruisent.

« Comme il n'existe aucune séparation tranchée en-
» tre l'anatomie pathologique faite avec l'objectif (2) et
» l'anatomie pathologique faite avec le scalpel, il fau-
» drait, pour être logique, proscrire en bloc tout cet
» ordre de connaissances, et montrer qu'il est inutile,
» nuisible même à l'étude de la chirurgie. Si M. Né-
» laton ne recule pas devant cette conclusion exorbi-
» tante, il faut s'attendre à le voir un jour, à l'Institut,
» conseiller à ses collègues de la section d'astronomie
» l'abandon du télescope et la naïve contemplation du
» ciel à nu. . . . . . . . . . . . . . . .

. . . . . . . . . . . . . . . . . .

(1) Tous ces noms sont ceux des fondateurs de l'anatomie pathologique.

(2) On sait que l'objectif du microscope est la lentille simple ou
composée, tournée vers l'objet dont on veut faire l'examen.

» S'il est bon de diagnostiquer une pierre avec la
» sonde, un polype avec le laryngoscope (1), une amau-
» rose avec l'ophtalmoscope (2), une paralysie avec la
» pile (3), un diabète avec la potasse (4), pourquoi
» rejeter la lentille pour reconnaître une leucocythé-
» mie (5) ou une spermathorrée (6) ?

(1) Instrument qui sert à examiner l'intérieur de l'organe vocal
le larynx. Un polype est une excroissance charnue, susceptible de se
montrer dans les cavités naturelles (larynx, fosses nasales, rectum,
matrice.)

(2) Instrument dont nous avons indiqué ailleurs l'étymologie et l'usage.

L'amaurose, connue aussi sous les noms de goutte sereine, cataracte
noire, consiste dans un affaiblissement ou même la perte totale de la
vue. C'est grâce à l'ophtalmoscope que l'on peut préciser le siége de
la lésion dont l'amaurose n'est qu'un symptôme. Cette affection peut
aussi exister sans altération matérielle appréciable ou se rattacher à
des états morbides étrangers à la vision.

(3) L'électricité a été d'un puissant secours dans le traitement et le
diagnostic de certaines paralysies.

(4) Diabète ou maladie sucrée. La potasse est le réactif chimique
qui, combiné à la chaleur, sert à déceler la présence du sucre dans
l'urine des diabétiques, par la coloration et le précipité qu'offre ce
liquide, traité comme il convient.

(5) Leucocythémie, état morbide caractérisé par une augmentation
plus ou moins sensible des globules blancs du sang aux dépens des
globules rouges. Cette altération n'est bien connue que depuis l'application du microscope.

(6) Spermatorrhée, affection dans laquelle les malades perdent, sous
la moindre influence d'excitation, le liquide spermatique. D'autres liquides pouvant s'écouler par la même voie, le microscope tranche la
difficulté en reconnaissant ou en ne reconnaissant pas dans le liquide
perdu les éléments du sperme (spermatozoïdes).

( Voir la fin de la note à la page 84.)

» Pour notre part, si quelqu'un nous faisait l'honneur

» de nous demander quelles sont les tendances actuelles

» de l'école chirurgicale française, nous répondrions

» que, pour aborder l'étude très difficile de la clini-

» que, la génération vivante s'arme d'abord de toutes

» les ressources que lui prêtent généreusement les

» science voisines; qu'elle tend la main aux anciens et

» aux modernes, anglais, allemands, italiens, pour

» leur emprunter des faits ou des idées; qu'elle par-

» tage son temps entre le laboratoire et l'amphithéâ-

» tre, la bibliothèque et l'hôpital; qu'enfin, elle ne

» renonce à rien de ce qui l'instruit, n'étant ni

» assez folle, ni assez vaniteuse pour répudier ce qui

» peut lui servir à rendre la science plus complète et

» la pratique plus efficace. »

Ce dernier passage nous paraît résumer la meilleure profession de foi, le meilleur programme d'instruction médicale qui puissent convenir au professeur pour l'enseignement, et à l'élève pour la direction de ses études.

Nous avons tenu, à propos de la citation de M. Verneuil, à fournir dans ces notes quelques détails au lecteur, pour qu'il saisisse de nou- velles preuves du degré de perfection auquel la médecine contempo- raine a pu atteindre, grâce aux progrès des autres sciences d'observa- tion (physique, chimie, anatomie, physiologie).

## Thérapeutique (1).

Nous voilà arrivé au but, à la fin en vue de laquelle toutes les sciences médicales ont été fondées et se développent depuis leur création. Supprimez la thérapeutique, en effet, et la médecine n'est plus qu'une affaire de curiosité.

La thérapeutique est l'application raisonnée des moyens propres à soulager ou à guérir. Nous disons *l'application raisonnée* (2), parce que cette application suppose toutes le connaissances précédentes, desquelles nous avons cherché à donner une idée, tandis que leur

(1) De *térapeusin*, soigner, guérir.

(2) Cette application n'est pas raisonnée dans tous les cas, car certains moyens employés ont été révélés par l'expérience brute, en dehors de toute direction scientifique. Aussi faut-il reconnaître, avec le professeur Requin, qu'il y a une distinction *fondamentalement vraie* à établir entre les moyens rationnels et les moyens empiriques. « Que répondra, par exemple, le praticien lorsqu'on lui demandera, » d'une part, pourquoi il purge un homme constipé, et, d'autre part, » pourquoi il purge un homme atteint de colique saturnine? A la » première question, il répondra *rationnellement :* je purge pour éva- » cuer les matières fécales. A la seconde question, il répondra *empi- » riquement :* je purge, parce que la purgation guérit la colique sa- » turnine. » (REQUIN, *Éléments de pathologie médicale.*)

étude demanderait des volumes. Le clinicien, c'est-à-dire le médecin à l'œuvre, tirant parti de tout ce qu'il sait, fait donc de la thérapeutique, mais seulement après avoir fait du diagnostic, de l'étiologie, du pronostic, de l'anatomie pathologique, en un mot après avoir étudié son malade, la maladie de ce dernier et toutes les circonstances particulières qui se rattachent à l'un et à l'autre. Il ne lui suffit pas d'être instruit au praticien qui lutte, il faut qu'il sache appliquer sa science, et quand il l'applique bien, c'est réellement alors qu'il fait de *l'art.*

Quant aux moyens propres à soulager ou à guérir employés par la thérapeutique, ils sont aussi nombreux que variés. Le chirurgien et le médecin ont chacun leur arsenal, ce qui ne les empêche pas l'un et l'autre de se rencontrer souvent sur le même terrain dans la pratique, car les limites entre la chirurgie et la médecine ne sont pas assez nettement tranchées, il s'en faut, pour que le chirurgien puisse se passer d'être médecin et réciproquement. « Au lit du malade, a dit » le professeur Piorry, l'homme qui faisait hier de la » chirurgie doit faire demain de la médecine, et le mé- » decin qui soigne un malade se trouve assez souvent

» dans la nécessité d'ouvrir un abcès ou de remédier
» manuellement à une hémorrhagie. » — « On l'a dit
» de tout temps, écrit de son côté le D<sup>r</sup> Fort : *un chi-*
» *rurgien qui n'est pas médecin est un mauvais chirur-*
» *gien.* Dans un grand nombre d'affections chirurgi-
» cales, il faut instituer un traitement médical qui
» précède, qui accompagne ou qui suit le traitement
» chirurgical. »

D'une part donc, *moyens chirurgicaux* : opérations
manuelles avec ou sans le secours d'instruments ; applications d'appareils divers conformément au but ; emploi,
en un mot, de moyens spéciaux. A ce sujet, combien
n'y aurait-il pas de pages intéressantes à écrire sur les
progrès récents de l'art de guérir ! Combien de noms à
signaler à la reconnaissance des hommes ! Chaque jour
presque apporte une nouvelle découverte. Les procédés opératoires se simplifient en se perfectionnant ; les
instrument s'harmonisent avec eux, et, par la com-
modité de leur maniement, par les services qu'ils rendent souvent même entre des mains peu exercées,
témoignent de la haute sagacité et parfois du génie de
leurs inventeurs. Déjà, depuis la première partie de ce
siècle, l'éther, et après lui le chloroforme, en permet-

tant d'endormir la sensibilité chez les sujets soumis aux opérations les plus douloureuses, ont contribué, avec le reste, à faciliter et à humaniser, pour ainsi dire, le rôle si éminemment utile et positif de la chirurgie (1).

D'autre part, restent les *moyens médicaux*. Ces derniers nous sont offerts par la *matière médicale*, encore une branche des sciences médicales dont nous n'avons pas eu encore l'occasion de parler, et qui étudie les substances employées dans le traitement des maladies, substances se tirant des trois règnes naturels (minéral, végétal, animal) et fournissant un nombre considérable de préparations que l'art du pharmacien s'efforce d'adapter aux besoins de la pratique et aux goûts des malades. L'expérimentation des plus actives de ces substances a été faite sur les animaux par la physiolo-

(1) La chirurgie est aussi désignée sous le nom de pathologie chirurgicale ou externe, par opposition à la pathologie médicale ou interne.

Chirurgie vient des mots grecs *kéis*, main, et *ergon*, travail.

On entend généralement par chirurgien, le praticien qui s'étant livré de préférence à l'étude des maladies chirurgicales, se donne aussi d'une façon un peu spéciale à la pratique des opérations.

gie (1), et on est parvenu à définir avec plus ou moins de précision et de vérité leurs modes d'action sur tel ou tel organe, sur tel ou tel système ou tissu, ou même sur l'ensemble de l'économie. Les résultats obtenus de la sorte ont été tels, qu'ils sont plus que suffisants pour démontrer avec évidence que les essais physiologiques des médicaments constituent la voie à la fois la plus rationnelle et la plus fertile en découvertes thérapeutiques. Cette puissante méthode trouve d'ailleurs un contrôle suprême de ses applications dans l'expérience acquise au lit du malade, c'est-à-dire l'*expérience clinique* (2), celle qui prononce en dernier ressort et dont le praticien doit toujours accepter l'arrêt.

(1) « *Rechercher donc expérimentalement l'action physiologique des* » *médicaments, et surtout de leurs principes actifs, telle a été l'œuvre* » *féconde de ce temps-ci. Les animaux, le chien, le lapin, ont été mis* » *largement à contribution, mais l'homme aussi ; car, si la tâche de* » la méthode (expérimentale) *est des plus délicates et des plus diffi-* » *ciles, c'est son avantage pourtant de pouvoir être accomplie en* » *grande partie sans préjudice notable pour le sujet de l'expérience.* » *Et cette étude comparée a même été la condition particulièrement* » *excellente de la recherche.* » (DECHAMBRE, *Dictionnaire encyclopédique des sciences médicales,* introduction.)

(2) L'expérience clinique n'est pas autre chose parfois que l'empirisme pur, en ce qu'elle ne peut pas expliquer scientifiquement certains résultats de ses découvertes. Ainsi, nous ne savons pas ou nous

Dans bien des cas, toutefois, il arrive que la thérapeutique n'est pas, à proprement parler, savante. Ainsi que le dit M. Gubler (1), elle « descend des hauteurs » de la science pure pour devenir *l'art de guérir*, et, » afin de mériter ce titre, elle ne dédaigne pas les plus » petits moyens, les plus vulgaires procédés, ni les plus » minces détails. Son domaine est donc immense et les » faits dont elle s'occupe offrent une multiplicité et » une variété en quelque sorte infinies » (2).

L'acceptation des théories, des hypothèses en thérapeutique, comme l'application de moyens nouveaux exclusivement préconisés d'après ces théories ou ces hypothèses, demandent la plus grande circonspection de la part des praticiens, car la science du traitement des maladies a subi des variations faites véritablement

savons très peu, comment agissent les remèdes dits *spécifiques*, remèdes héroïques dont malheureusement le petit nombre se perd dans la vaste nomenclature de la matière médicale : tels sont, par exemple, le mercure et l'iodure de potassium dans la syphilis; le sulfate de quinine dans les fièvres paludéennes.

(1) Professeur officiel de thérapeutique à la Faculté de Paris.

(2) Extrait du *Journal de thérapeutique*, n° 1 (10 janvier 1871), introduction, page 9.

pour décourager, si l'esprit pratique et éminemment observateur de notre époque ne mettait l'avenir à l'abri de si grands écarts. Veut-on un exemple de ces écarts; le docteur Gustave Le Bon (1) va nous le fournir :

« Il y a peu de temps encore, dit-il, lorsqu'on vou-
» lait prouver l'utilité de l'intervention médicale, on
» citait volontiers la saignée dans la pneumonie (2),
» moyen héroïque sans doute, puisque en y ayant re-
» cours on ne perdait que quatre-vingt-sept malades sur
» cent. Mais un jour, quelques médecins physiologistes
» se demandèrent si affaiblir le malade est un moyen
» bien efficace de le guérir; ils essayèrent de laisser
» simplement agir la nature, et la mortalité descendit
» à sept pour cent; d'autres, plus physiologistes en-
» core, comprirent que pour permettre au malade de
» résister à la maladie, il faut soutenir ses forces : ils
» administrèrent les toniques, l'alcool notamment,
» et la mortalité se réduisit à trois pour cent. »

(1) G. Le Bon, *La Vie*, physiologie humaine appliquée à l'hygiène et à la médecine. Introduction.
(2) Pneumonie, inflammation du poumon (cette inflammation est connue dans le public sous le nom de fluxion de poitrine).

Sans doute les statistiques ne peuvent prouver d'une façon absolue que les résultats enregistrés et comparés découlent rigoureusement des médications employées, parce que tous les malades ne se ressemblent pas relativement à leurs conditions plus ou moins favorables ou défavorables de constitution, de même que la maladie elle-même n'est pas identique dans tous les cas, au point de vue de son intensité, de sa forme, etc. Cependant il faut bien admettre qu'il y ait un fond de vérité, et ce fond de vérité a été tellement pris en considération qu'on n'a pas renoncé à la saignée dans la pneumonie seulement, mais qu'on l'abandonne aujourd'hui dans le traitement de maladies où on la pratiquait jusqu'à l'abus (1) « *il y a peu de temps encore* ».

(1) Plusieurs travaux remarquables, publiés à notre époque, sur l'analyse du sang dans divers cas physiologiques ou morbides, ont eu aussi leur large part d'influence dans le mouvement de réaction contre la saignée. Ainsi, certains symptômes de l'état de grossesse, par exemple, analogues à ceux qui résulteraient d'un excès de sang chez les tempéraments pléthoriques, doivent être rattachés, au contraire, à une faiblesse du sang par diminution des globules rouges dans ce liquide ; en d'autres termes, les femmes grosses, que l'on saignait beaucoup autrefois, dans la croyance où l'on était que ces femmes se trouvaient pléthoriques, sont, de nos jours, presque constamment reconnues anémiques, depuis les découvertes de MM. Becquerel, Rodier, Andral, Gavarret, sur l'état du sang pendant la gestation.

Ce même mouvement de réaction, que nous signalons, a, naturel-

ainsi que dit M. Gustave Le Bon. Ce temps était celui de Broussais et de la doctrine de l'*irritation*, doctrine séduisante par sa simplité, qui voyait partout des états inflammatoires et qui, en conséquence, réduisait la thérapeutique aux saignées, aux sangsues, aux purgatifs, à la diète, aux débilitants de toute nature. Si Broussais a rendu des services en combattant des tendances trop métaphysiques dans le domaine d'une science d'observation, il est tombé par contre dans un matérialisme médical trop étroit, et malheureusement les malades ont fait les frais de la *médecine physiologique* (1).

C'est là un grand exemple du danger des doctrines

lement aussi réprimé l'abus des autres moyens qui constituent, avec la saignée, *la médication antiphlogistique* et débilitante (purgatifs, diète, tisanes délayantes dites rafraichissantes). Dans beaucoup d'affections où l'emploi de ces moyens était exclusivement prescrit autrefois, on apprécie aujourd'hui l'utilité des toniques et d'une alimentation judicieusement réglée.

(1) Désignation que Broussais et ses disciples appliquérent à leur système médical. — Broussais est né à Saint-Malo, en 1772; il est mort en 1838. Ses attaques contre les idées anciennes sur les fièvres et certaines autres affections que les partisans nombreux alors du vitalisme croyaient exister sans lésions matérielles, lui ont donné de son vivant une influence considérable. Cette influence est loin d'être entièrement évanouie de nos jours et on peut affirmer que, malgré leur exagération, les critiques et les idées de Broussais ont laissé une trace ineffaçable dans la science des ma'adies.

exclusives et des moyens non moins exclusifs qui peuvent découler comme application de ces doctrines.

En comparant les connaissances thérapeutiques de nos jours à celles d'une époque encore très voisine de la nôtre, on estime réellement que les progrès accomplis sont considérables et on ne peut guère s'empêcher de concevoir les meilleures espérances pour l'avenir, tout en prenant confiance dans le présent, car la thérapeutique s'est faite science ; un de ses professeurs les plus distingués nous l'affirme après nous l'avoir prouvé par l'exposition des méthodes sûres qui la dirigeront désormais : « Au xvii<sup>e</sup> siècle, dit » M. Gubler, lorsque la thérapeutique, livrée à la plus » grossière ignorance, était encombrée de supersti- » titions ou de remèdes ridicules ou immondes (1), » Stahl a pu dire sans trop de métaphore qu'elle » ressemblait à une écurie. Or, la boutade du chef de

(1) Il suffit, pour prendre une idée de la matière médicale à cette époque, de parcourir les commentaires de Mathiolus sur Dioscoride. On voit figurer sur la table qui précède cet ouvrage, les crapauds, les vipères, les cloportes, les punaises, etc., tout cela prescrit comme remèdes avec un luxe de détails vraiment comique.

» l'école animiste ne serait plus de mise aujourd'hui,
» parce que beaucoup de faits ont été élucidés,
» des théories partielles édifiées, quelques principes
» rationnels promulgués et nombre d'erreurs détruites ;
» parce que, en un mot, la thérapeutique s'est faite
» une véritable science. » (1)

Cependant, cette science est-elle cultivée avec toute l'ardeur qu'elle mérite? non, s'il faut en croire un rapport officiel adressé l'année dernière à M. le ministre de l'instruction publique. Les épreuves des concours pour l'agrégation témoignent que les connaissances thérapeutiques sont négligées par ceux-là même auxquels est confiée la tâche de former les futurs praticiens. (On sait que c'est parmi les agrégés que se recrutent les professeurs de nos Facultés.)

(1) *Journal de thérapeutique,* n° 1, (janvier 1874), *Introduction.* Dans le même numéro, M. Gubler, appréciant au point de vue de la thérapeutique, le sens pratique qui distingue notre nation, s'exprime de la façon suivante :

« *Au reste, il n'est pas de sol plus favorable que le nôtre à la culture d'une science et d'un art qui exigent à la fois beaucoup de sagacité, de discernement et de saine raison, et qui répugne d'autant plus aux fantaisies doctrinales et à l'esprit de système que les erreurs se traduisent dans la pratique par les plus fâcheux mécomptes et les plus terribles conséquences. Aussi la médecine française est-elle sans contredit l'une des plus simples, des plus éclairées et des plus rationnelles.* »

Après avoir adressé des éloges très mérités aux compétiteurs du dernier concours présidé par lui en 1875, M. Richet, l'auteur du rapport au ministre, signale que le côté faible des épreuves tant médicales que chirurgicales, est le *traitement*.

« Il faut, *ajoute-t-il après cet aveu qui a dû lui coûter,* » il faut que nos futurs jeunes agrégés se pénètrent » de cette vérité, à savoir qu'ils seront appelés à rem- » placer les professeurs, non-seulement dans les » chaires de théorie, mais aussi dans celles de clinique, » et que c'est chose grave que de leur remettre le soin » de veiller au salut de nos malades. Il ne suffit pas » de reconnaître une maladie, de disserter avec pré- » cision sur ses causes, sa marche et ses terminaisons » naturelles, il importe aussi de se préoccuper des » moyens dont l'art dispose pour l'arrêter dans sa » marche envahissante. » (1) Ces paroles, nous ne pouvons en douter, seront méditées sérieusement et mises à profit.

(1) Le docteur Marchal de Calvi disait, dans *la Tribune médicale,* en 1869, que le terme de *guérisseur,* qu'il appliquait à un de ses confrères, devait être entendu « *dans la meilleure acception, en un temps* » *et en un lieu où il y a plus de médecins savants que de médecins* » *qui guérissent.* »

La médecine n'est pas toujours active, militante, si l'on veut; elle peut se passer assez souvent des secours de la thérapeutique, car il y a des affections qui veulent être presque abandonnées à leur évolution naturelle. Dans ces cas, le praticien ne s'arme pas pour lutter; il devient plutôt le spectateur intelligent de la lutte des effets morbides contre l'organisme défendu par ses propres forces. Cette qualité de *spectateur intelligent* se révèlera si des complications viennent troubler, enrayer violemment la marche régulière de la maladie, parce que le médecin pourra parfois ramener celle-ci dans sa voie et lui imprimer une heureuse direction.

Nous avons vu dans la première partie de cet ouvrage, à propos de la résistance vitale de notre organisation aux causes de destruction, les effets merveilleux qui sont les produits de ce que les pathologistes et les physiologistes appellent la *nature médicatrice*. Nous n'y reviendrons pas.

Nous ne donnerons pas de notions sur l'*hygiène*, cette science médicale éminemment utile, parce que nous ne doutons pas que le lecteur ne se trouve déjà édifié sur son importance, les services qu'elle rend aux



6

sociétés et aux individus qui suivent ses préceptes, et l'intérêt qu'elle présente. Nous ne pouvons que l'engager à en faire une étude aussi complète et aussi assidue que possible ; c'est elle, bien plus encore que les traités de médecine populaire, qui lui enseignera à se passer des médecins. « *Guérir est bien, prévenir le mal est mieux ;* on ne saurait trop se pénétrer de cette vérité évidente par elle-même. Toutefois, l'idée que nous avons cherché à donner de la thérapeutique laisserait trop à désirer si, à propos d'hygiène, nous ne signalions l'importance souvent capitale des moyens diététiques ou hygiéniques appliqués au traitement des maladies. M. Bouchut a fort bien dit dans ses *Eléments de pathologie générale :*

« Ce qui conserve la santé peut la rétablir, et l'ob-
» servance rigoureuse des préceptes de l'hygiène déjà
» si utile à l'homme bien portant, l'est encore bien
» davantage lorsqu'il vient à être frappé par la maladie.
» Il y a tant d'exemples de personnes malades par
» leur faute, et à la suite d'écarts de régime, de veilles,
» d'excès de travail, d'abus de force, en tout genre, ou
» d'impressions morbifiques produites par les choses
» qui nous entourent, que dans beaucoup de cas, il

» suffit d'éloigner ces impressions morbifiques pour
» faire disparaître une maladie développée sous leur
» influence.

» Un homme est constamment malade dans un
» appartement exposé au nord, il le quitte pour habiter
» au midi et sa bronchite disparaît; voilà l'effet d'un
» moyen hygiénique,

» De toute antiquité, ces moyens ont été appréciés
» à leur juste valeur et considérés par tous les mé-
» decins comme étant de la plus haute importance (1).

---

(1) Les substances alimentaires elles-mêmes sont considérées au point de vue de la diététique, comme pouvant constituer à elles seules, par leur choix et l'emploi de certaines règles dans leur administration, des médications d'une efficacité indiscutable. « *Tous* (les » médecins) *reconnaissent*, écrit le docteur de La Porte, *que la ma-* » *tière bromatologique met à notre service un arsenal d'agents aussi* » *précieux et aussi variés que le laboratoire de l'apothicaire, et que* » *pour être, en général, plus inconsidérément employés que les remè-* » *des, les aliments n'en ont pas des propriétés moins bienfaisantes ou* « *moins funestes, suivant l'usage qu'on en sait faire.* » (*Hygiène de la table*, préface).

# IV

## MÉDECINS

**Allopathes. — Homéopathes. — Charlatans. — Empiriques.—
Magnétiseurs. (Somnambulisme magnétique).**

Le lecteur qui aura bien saisi le lien de solidarité féconde qui unit les sciences médicales, qui sera en outre bien pénétré de l'efficacité des seules méthodes qui conviennent à toutes (l'observation et l'expérience appuyées sur la raison) se fera, à notre avis, une idée assez juste des principes qui doivent guider le médecin dans la pratique. Ces principes sont positifs et indépendants des doctrines, des systèmes qui ont eu ou qui auront la prétention de tout expliquer avec des données exclusives. Tout l'édifice médical ne tiendra désormais que par eux, et si l'esprit de spéculation venait encore les étouffer pour un temps, nul doute qu'ils reparaîtraient plus puissants et plus indiscutables.

« On peut, croyons-nous, dit M. Charcot, ramener
» à deux traits caractéristiques les principes fonda-
» mentaux consentis par la médecine moderne :

» 1° En premier lieu, les symptômes, autrefois con-
» sidérés d'une manière abstraite, et jusqu'à un certain
» point, en dehors de l'organisme, lui sont aujourd'hui
» intimement rattachés ; on doit rechercher le siége du
» mal suivant le précepte de Bichat. Entraîné par sa
» logique inflexible, Broussais proclame qu'il ne saurait
» y avoir de dérangement de fonctions sans une
» lésion correspondante des organes (nous dirions
» aujourd'hui des tissus); les symptômes enfin ne sont
» désormais que le cri des organes souffrants.

» 2° En second lieu, la maladie avait pu être au-
» trefois considérée comme un être indépendant de
» l'organisme, comme une sorte de parasite attaché à
» nos tissus ; aujourd'hui, et c'est encore à Broussais
» qu'on doit d'avoir nettement affirmé ce principe, —
» elle n'est qu'un trouble des propriétés inhérentes à
» nos organes, à nos tissus. Il s'agit là non de l'appa-
» rition des lois nouvelles, mais de la perversion, du
» dérangement des lois préexistantes. » (1)

Les sciences, comme les idées politiques et sociales,

_______

(1) CHARCOT. Extrait de son cours fait à l'Ecole pratique et publié par *la Gazette des hôpitaux* (mai 1867). (*La médecine empirique et la médecine scientifique.*)

ont eu leur 89; leurs plus grandes découvertes datent de cette révolution pacifique dont les législateurs immortels sont Bacon et Descartes, et, à moins de désespérer de la raison comme du progrès, on ne conçoit pas que l'avenir puisse abandonner la voie que lui a tracé le génie.

Pourquoi donc faut-il qu'aujourd'hui des médecins ayant fait les mêmes études positives, et ayant pu se convaincre de la solidité qu'elles doivent aux méthodes modernes, se divisent lorsqu'il s'agit d'appliquer leurs connaissances à l'art de guérir? Sur quoi repose cette distinction qu'on établit entre médecins allopathes et médecins homéopathes? (1) Nous serons aussi impartial que possible, mais nous croyons qu'il suffit, surtout en France, d'énoncer la doctrine et la thérapeutique homéopathiques pour les condamner sans appel. En nous abstenant de détails qui pourraient ne pas être bien

(1) Homéopathie a été formé de *omoyon*, semblable, et de *patos*, maladie. L'homéopathie est ainsi nommée parce qu'elle emploie en thérapeutique des substances qu'elle suppose douées de la propriété de produire chez l'homme en santé, des symptômes semblables à ceux que l'on observait dans une maladie donnée. Ainsi s'explique la devise *similia similibus curantur*, en opposition directe avec celle de la médecine allopathique : *contraria contrariis*. Allopathie vient de *allos*, autre, *patos*, maladie.

clairs pour un lecteur étranger aux questions de philosophie médicale, nous nous contenterons de dire :

1° que la doctrine homéopathique repose sur une donnée de l'imagination que rien ne justifie, et que, par l'admission d'une *puissance morbifique*, c'est-à-dire d'une entité inexpliquée et inexplicable dans la production des maladies, elles sort des voies scientifiques et semble nier les progrès admirables de la médecine contemporaine, dont le caractère, on le sait, est avant tout positiviste ;

2° La thérapeutique des homéopathes est encore plus imaginaire, s'il est possible, que leur doctrine, car « elle est fondée, disent MM. Littré et Robin, sur cette » fausse donnée que la puissance curative des médi- » caments dépend de la propriété qu'ils possèdent de » faire naître des symptômes semblables à ceux de la » maladie et la surpassant en force ; or, suivant eux » (les homéopathes), deux maladies ne pouvant exister » dans un organe, la maladie *artificielle* qu'on produit » avec le médicament, détruirait la spontanée... et » comme elle serait de nature à ce que la force vitale » triomphât bientôt d'elle (la maladie artificielle), elle » s'éteindrait avec le médicament, etc. »

Les médicaments sont prescrits à doses tellement
infinitésimales à l'aide de ce qu'on appelle les dilutions
qu'il n'est pas possible d'établir scientifiquement, expérimentalement le mode d'action des substances
même les plus actives, administrées selon la formule
homéopathique. Hahnemann (1), le fondateur de cette
méthode de traitement admet, en outre, contre le bon
sens, qu'à chaque division, le médicament acquiert un
nouveau degré de puissance. Tout cela est-il assez
nuageux, assez fantaisiste et en même temps assez
caractéristique du côté faible de la science allemande?
Peut-on comprendre maintenant que des médecins

(1) « Nul fondateur de secte médicale ou philosophique, depuis
» Pythagore, n'a poussé aussi loin que le chef des homéopathes, le
» despotisme de la parole du maitre; nul n'a imposé à ses disciples
» une crédulité plus soumise, plus aveugle. Veut-il démontrer
» la réalité des guérisons homéopathiques, ne croyez pas qu'il
» rapporte aucun fait, aucune observation environnée de témoignages
» respectables; il se contente d'affirmer que l'agent médicamenteux
» donné à ses malades va se loger juste au point imperceptible
» de l'économie qui est primitivement lésé, qu'il y fait cesser la
» maladie naturelle, en la remplaçant par une affection artificielle
» plus forte; après quoi, celle-ci s'éteint par l'action de la force
» vitale. Et pas un de ses disciples ne lui demande comment il a
» pu apercevoir tous ces phénomènes inaccessibles à l'œil humain,
» comment il a pu suivre la trace de l'atome infinitésimal dont il
» raconte la marche avec tant d'assurance! »

Dr RENOUARD (*Lettres philosophiques et historiques
sur la médecine au XIXᵉ siècle*).

français, élevés dans les principes de nos écoles, adoptent et professent de pareilles idées, dénuées même des simples apparences de vérité.

« Si l'homéopathie a trouvé des partisans dans le
» monde, dit M. Bouchut, c'est que la plupart des
» maladies guérissant par les seuls efforts de la na-
» ture, le malade qui s'imagine prendre un remède,
» lorsqu'il ne boit que de l'eau claire, frauduleusement
» décorée d'un nom pharmaceutique, attribue à ce re-
» mède illusoire et à la méthode elle-même une guéri-
» son dont l'honneur revient à la nature. Si des méde-
» cins trop enthousiastes et que je crois sincères
» adoptent ce système, c'est que, trompés par le ré-
» sultat et subjugués par le fait accompli, ils se
» hâtent de conclure de la guérison à l'efficacité du
» remède, sans connaître la marche naturelle du mal
» et sans se douter qu'un semblable succès eût cou-
» ronné l'*expectation* (1).

. . . . . . . . . . . . . . . . . . . . . . . . . . . . .

» Il est préférable d'abandonner une maladie régu-

(1) *Expectare*, attendre. L'expectation est l'observation pure et simple de la marche de la maladie dans des cas qui veulent être presque abandonnés à leur terminaison naturelle et que des médica-tions actives pourraient plutôt compromettre que servir.

» lière à sa terminaison naturelle, si elle doit être
» heureuse, que de la compliquer par l'action de re-
» mèdes intempestifs. L'homéopathie n'a de succès
» dans le monde que par sa substitution aux médecins
» mal avisés qui n'entendent pas l'indication (1) et qui
» ne savent pas s'abstenir à propos. Elle échouera,
» au contraire, là où il faut agir, et quand elle fait
» perdre ce moment opportun désigné par Hippocrate
» sous le nom d'*occasion*.

. . . . . . . . . . . . . . . . . . . . . . . . . . . . . .

» Agir selon l'occasion, en imitant les procédés de
» la nature, s'abstenir à propos et volontairement
» d'une manière raisonnée, voilà le fait du médecin
» expérimenté qui connaît la marche naturelle des
» maladies. »

Ce dernier passage résume la règle de conduite du
médecin allopathe, dont, en outre, la thérapeutique
active et expérimentale est infiniment plus sûre que la
thérapeutique illusoire et inerte des homéopathes.

(1) L'indication, c'est-à-dire l'indication du traitement qui convient
au malade, notion qui découle de l'examen de ce dernier et de l'appréciation des circonstances particulières pouvant se rattacher à la
maladie comme au sujet.

### Charlatans.

> « Aux yeux de certaines gens, la méde-
> » cine n'est ni un art, ni une science, mais
> » un métier lucratif. » (MONNERET, *Pro-*
> *gramme de Pathologie interne.*)

Nous ne saurions mieux faire pour édifier en peu de lignes le lecteur sur le compte des charlatans, sur leurs catégories, leurs moyens de se produire, que de citer une analyse de la thèse du professeur Rostan, analyse donnée par M, Béclard, dans son éloge de Rostan, lu à l'Académie de médecine, le 17 décembre 1867 :

« Le charlatanisme médical, tel était le sujet de thèse » choisi par le candidat. A tout seigneur tout honneur ; » voici d'abord le charlatan patenté, dont le diplôme » couvre la marchandise. Habile à se faire valoir, il a » des prôneurs qui le vantent, des sots qui le croient, » des protecteurs qui l'appuient. Celui-ci se pose en » victime, et va partout criant à l'injustice; vous » croyez peut-être qu'il cherche des juges? C'est à la

» multitude qu'il en appelle. Celui-là, mieux avisé, se
» met en quête d'une plume vénale, arme perfide dont
» il connaît le prix. Non moins affamé de publicité,
» mais plus inoffensif, cet autre inonde de ses brochu-
» res, véritable fléau des bibliothèques, les Académies
» des deux mondes.

» En voici d'autres encore ; ceux-là forment une
» légion : faux disciples d'une doctrine qui s'annonce
» pompeusement comme le contraire de l'ancienne
» médecine, on les voit, pour complaire aux caprices
» d'un public follement épris de tout ce qui est nou-
» nouveau, s'affubler d'un manteau d'emprunt, men-
» teuse amorce qui recouvre une double imposture.

» Le tour vient ensuite des bateleurs du salon et de
» la rue, dont l'audace fait toute la science. Avec quel
» accent de généreuse indignation les manœuvres de
» cet insaisissable Protée sont dénoncées et flétries !
» Mais l'auteur se gardera bien d'invoquer une loi
» dont on voudrait aujourd'hui redoubler les rigueurs :
» loi surannée, impuissante et illusoire, dont les arrêts
» manquent presque toujours de l'assentiment du pu-
» blic, qui transforme les condamnés en victimes, et
» donne à leurs mystérieuses pratiques l'attrait du fruit

» défendu. Empêcherez-vous de consulter l'homéopa-
» thie, la religieuse, la châtelaine ou la somnambule ?
» L'homme croit facilement à ce qu'il désire : la con-
» fiance des malades sera toujours inépuisable comme
» l'espérance.

» L'état présente au public, marqués de son em-
» preinte, ceux qui lui offrent des garanties éprouvées :
» il montre l'écueil et il signale le danger. Lorsqu'il a
» poursuivi, lorsqu'il a condamné ceux qui se parent
» d'un titre usurpé, sa mission protectrice est épuisée.
» L'intérêt collectif des hommes qu'une même profes-
» sion réunit ne saurait être en opposition avec l'inté-
» rêt social. C'est en faveur du malade, et non en
» faveur du médecin, que l'état prévoyant a délégué
» entre les mains du docteur, de l'officier de santé, ou
» de la sage-femme, le monopole gradué de l'art mé-
» dical.

. . . . . . . . . . . . . . . . . . . . . . . . . . . . . .

» Ce qu'il faut combattre, ce qu'il faut vaincre c'est
» bien moins la cupidité menteuse que la superstition.
» L'ignorance, voilà le véritable ennemi.

. . . . . . . . . . . . . . . . . . . . . . . . . . . . . .

» Le temps où les rois de France imposaient les

» mains pour la guérison des écrouelles n'est pas en-
» core si loin de nous.

» Les dupes ne sont pas toutes sous la veste du
» paysan et sous la blouse de l'ouvrier : on en pour-
» rait rencontrer sous l'hermine et sous l'épaulette.
» Un beau matin, un échappé de caserne (1) annonce,
» à grand fracas, qu'il guérit, à la parole, tous les pa-
» ralytiques ; et, dans ce Paris du xixe siècle qui se dit
» la première ville du monde, il se trouve des gens de
» toutes conditions pour accourir à son appel. On se
» presse, on s'étouffe autour de la maison où le nou-
» veau Tabarin a dressé ses tréteaux. Le glorieux habit
» de nos soldats d'Afrique toujours au premier rang
» sur le chemin de la victoire, devient la scandaleuse
» enseigne d'une triste bouffonnerie.

» Humilié par de pareils outrages au sens commun,
» l'esprit se reporte involontairement en arrière. La
» sorcellerie indécente et sinistre du moyen âge s'est
» dissipée au souffle de l'esprit d'examen ; mais le
» monde nouveau n'a pas encore vaincu le monde an-
» cien.

(1) Chacun se souvient du zouave Jacob.

» Il est une clientèle pour longtemps encore inféo-
» dée à la fraude et à l'imposture (1). »

### Empiriques.

« Au médecin il appartient de faire un
» diagnostic impossible à l'empirique. »
(TROUSSEAU, *Clinique médicale de l'Hôtel-Dieu.*)

Les préjugés en médecine ont dans le public des racines d'une ténacité désespérante. Aussi ces vieilles

(1) Le type commun aux charlatans de toute catégorie se retrouve
admirablement peint dans le portrait suivant qui date de deux siècles et que nous empruntons à l'inimitable auteur des *Caractères* :
« *Carro Carri* débarque avec une recette qu'il appelle un prompt
» remède, et qui quelquefois est un poison lent : C'est un bien de
» famille, mais amélioré en ses mains; de spécifique qu'il était contre
» la colique, il guérit de la fièvre quarte, de la pleurésie, de l'hydro-
» pisie, de l'apoplexie, de l'épilepsie. Forcez un peu votre mémoire,
» nommez une maladie, la première qui vous viendra à l'esprit :
» l'hémorrhagie, dites-vous? il la guérit. Il ne ressuscite personne, il
» est vrai; il ne rend pas la vie aux hommes; mais il les conduit né-
» cessairement jusqu'à la décrépitude, et ce n'est que par hasard que
» son père et son aïeul, qui avaient ce secret, sont morts fort jeunes,
» Les médecins reçoivent pour leurs visites ce qu'on leur donne,
» quelques-uns se contentent d'un remercîment; Carro Carri est si
» sûr de son remède et de l'effet qui en doit suivre qu'il n'hésite pas
» à s'en faire payer d'avance, et de recevoir avant que de donner : si
» le mal est incurable, tant mieux, il n'en est que plus digne de son
» application et de son remède : commencez par lui livrer quelques
» sacs de mille francs, passez-lui un contrat de constitution, donnez-
» lui une de vos terres, la plus petite, et ne soyez pas ensuite plus
» inquiet que lui de votre guérison. »           LA BRUYÈRE.

questions d'empiriques, médecins ou rebouteurs, de magnétiseurs, etc., seront-elles éternellement peut-être à l'ordre du jour. Le vieux en pareille matière est toujours nouveau, et il ne faut pas se lasser de redire ce que beaucoup d'autres ont déjà dit, si mince que soit son espoir de désillusionner quelques-unes des trop nombreuses victimes de l'ignorance ou de la fourberie.

La désignation de *charlatan* doit s'appliquer spécialement aux médecins diplômés ou non diplômés qui vont au-devant du public pour exploiter sa crédulité, ou, si l'on veut nous passer une expression de comptoir, aux médecins qui *font l'article*. En dehors de cette catégorie de commerçants plus ou moins scrupuleux, on voit beaucoup de personnes complétement étrangères à la médecine se livrer ardemment à la pratique et à la propagande de tel ou tel traitement réputé *curatif* dans des cas où les préceptes classiques sont ou impuissants ou gratuitement trouvés en défaut. Les personnes dont nous parlons sont presque toujours de bonne foi, presque toujours désintéressées, mais presque toujours, par malheur, elles nuisent aux malades, surtout lorsqu'elles les détournent d'un traitement rationnel qu'un praticien seul serait apte à instituer.

On appelle ces personnes des *empiriques* (*empeiria,* expérience), leur conduite étant exclusivement dirigée par une expérience irréfléchie en même temps que par une imitation aveugle. La science n'a rien à y voir, et, d'ailleurs, c'est précisément parce que les moyens employés échappent le plus souvent à son contrôle qu'ils sont placés par leurs inventeurs et leurs propagateurs au-dessus de toute discussion. Animés par une philanthropie maladroite, les guérisseurs du panaris (1), de la rage, etc., seraient bien en peine et se soucient bien peu d'étayer leur pratique d'une théorie quelconque; ils se soucient encore moins des enseignements de la pathologie; ils sont persuadés qu'ils guérissent et cela leur suffit. S'il est vrai que dans des cas les médecins même les plus instruits usent de remèdes à l'exemple des empiriques, sans en connaître autre chose que les effets, du moins ces effets ont été étudiés avec précision, et l'empirisme de l'homme de l'art s'appuie sur des résultats sévèrement contrôlés.

Concernant les empiriques chirurgiens : *rebouteurs, renoueurs, rhabilleurs,* (toutes ces expressions sont

(1) Voir au chapitre VII : Notions et conseils pratiques sur quelques questions de pathologie (panaris, rage.)

synonymes) nous ne présenterons qu'une courte considération.

Le gros bon sens qui nous apprend que pour réparer
une machine quelconque il faut avoir connaissance de
sa construction et de son mécanisme, nous démontre
non moins clairement que pour restituer à des os dé-
placés leur position normale, il est nécessaire d'avoir
étudié, à l'aide des descriptions et des pièces anatomiques, les rapports exacts de ces os entre eux, leurs
rapports avec les parties environnantes, leurs moyens
d'union, leur fonctionnement.

Si nous ajoutons que dans les régions du corps où
les accidents se produisent (1), les déplacements peuvent affecter telle ou telle variété, présenter tel ou tel
aspect capable d'embarrasser parfois des anatomistes,
et de réclamer le secours de plus d'un chirurgien en
même temps que l'emploi de procédés mécaniques parfaitement calculés, on appréciera à leur juste valeur les
prétentions des rebouteurs improvisés, et on ne crain-
dra pas de qualifier trop sévèrement des manœuvres
presque constamment inhabiles et dangereuses. Leur

(1) Nous entendons parler des luxations (déplacements osseux).

moindre inconvénient, sans contredit, lorsqu'il ne s'agit pas d'une luxation réelle, est d'occasionner de vives souffrances aux patients que leur crédulité fait ainsi deux fois victimes (1).

### Magnétiseurs. — Magnétisme somnambulique.

« Quant à toutes les propriétés et facultés extraordinaires dont on a doté les somnambules, . . . . . nous attendons sans impatience ni préoccupation qu'on en démontre mieux l'existence, et nous les considérons, jusqu'à nouvel ordre, comme un double produit de l'illusion et de la supercherie.

» Et comme ceux des effets que nous regardons comme possibles résultent d'une autre cause que l'influence d'un agent spécial dit magnétisme, nous terminons par cette conclusion radicale : *Le magnétisme animale n'existe pas.* »   DECHAMBRE.

Il y aura toujours des empiriques ; verra-t-on toujours des magnétiseurs ? Cela est possible. Il est cepen-

(1) Nous nous rappelons avoir vu, à plusieurs reprises, dans un service hospitalier de chirurgie des individus estropiés pour le reste de leurs jours, ou dont l'état s'était beaucoup aggravé à la suite des manœuvres exécutées par un certain empirique des environs de la ville. La réputation de ce chirurgien improvisé était aussi vantée que possible et soutenue par des personnes très intelligentes. Les victimes se multiplièrent à tel point que le chef du service dont nous parlons dût donner l'éveil à la justice sur un exercice illégal de la médecine non moins préjudiciable à la santé qu'à la bourse des personnes trop confiantes.

dant permis d'espérer que cette classe mystérieuse de guérisseurs finira par disparaître, et, en tout cas, on peut s'assurer, dès aujourd'hui, que le bon sens appuyé sur de saines notions physiologiques, repousse énergiquement, surtout au point de vue du diagnostic et du traitement des maladies, les prétentions des inventeurs et des partisans du *fluide magnétique*.

Nous ne saurions nous dispenser, à propos de magnétisme et de magnétiseurs, de rappeler le nom du fameux *Mesmer*, docteur de Vienne, né à Mersbourg (Souabe), en 1733, venu à Paris en 1778. C'est de lui qu'est parti le plus grand mouvement du magnétisme animal (désigné aussi sous le nom de Mesmérisme).

Sa doctrine a été formulée en 1779 dans vingt-sept propositions célèbres alors. Quoique ces propositions ne présentent plus qu'un intérêt historique, transcrivons ici les cinq dernières pour fixer le lecteur sur les résultats merveilleux qu'elles promettaient à la pratique médicale, résultats dont Mesmer et ses disciples proclamaient la certitude avec un enthousiasme plus ou moins sincère et plus ou moins désintéressé :

« 23° On reconnaîtra par les faits, d'après les règles » pratiques que j'établirai, que le principe peut guérir

» immédiatement les maladies des nerfs et médiate-
» ment les autres;

» 24° Qu'avec son concours, le médecin est éclairé
» sur l'usage des médicaments; qu'il perfectionne leur
» action, et qu'il provoque et dirige les crises salutai-
» res de manière à s'en rendre le maître;

» 25° En communiquant ma méthode, je démontrerai
» par une théorie nouvelle des maladies, l'utilité uni-
» verselle du principe que je leur oppose;

» 26° Avec cette connaissance, le médecin jugera
» sûrement l'origine, la nature, et les progrès des ma-
» ladies même les plus compliquées; il en empêchera
» l'accroissement et parviendra à leur guérison sans
» jamais exposer le malade à des effets dangereux ou à
» des suites fâcheuses (1) quels que soient l'âge, le
» tempérament et le sexe. Les femmes même dans
» l'état de grossesse et lors des accouchements jouiront
» du même avantage;

(1) Assertion repoussée par les conclusions d'un rapport déposé le
16 août 1784 par une commission de la Société royale de médecine.
Voici ces conclusions : « Au point de vue de l'effet immédiat, le
» magnétisme animal n'est que l'art de faire tomber en convulsions
» les personnes sensibles; au point de vue de l'effet curatif, le ma-
» gnétisme est ou inutile ou dangereux. »

» 27° Cette doctrine, enfin, mettra le médecin en
» état de bien juger du degré de santé de chaque in-
» dividu, et de le préserver des maladies auxquelles il
» pourrait être exposé. L'art de guérir parviendra ainsi
» à sa dernière perfection. »

Malgré l'assurance et les efforts de Mesmer, cette
*dernière perfection de l'art de guérir* est encore loin de
nous, mais, pour y atteindre, la philosophie médicale
affirme au nom de la raison et de la science qu'entre
tous les systèmes, le magnétisme est le moins sûr et le
plus vain à la fois.

Il serait trop long de mettre sous les yeux du lecteur
les pièces d'un procès qui a pu passionner le public à
une autre époque. Nous ne pouvons que recommander à
ceux qui désireraient être édifiés complètement sur les
faits et gestes du magnétisme, les rapports, les critiques diverses dont il a été l'objet, une étude excellente,
savante, impartiale, due à la plume du Dr Dechambre.
Cette étude se trouve dans le *Dictionnaire encyclopédique des sciences médicales* (Article *Mesmérisme*).

Pour terminer cette notice succincte, contentons-nous
de consigner ici l'opinion d'un savant bien connu, le
Dr Robin, professeur à la faculté de Paris. Il donne

dans un article assez étendu de son dictionnaire de médecine (1), l'explication scientifique des phénomènes que le magnétisme offre à l'observation :

« La théorie de cet ensemble de phénomènes, dit-il,
» est actuellement éclairée nettement par la connais-
» sance de la physiologie du cerveau, et perd, devant
» elle, tout ce qu'elle paraissait avoir de merveilleux
» pour rentrer dans l'ordre des faits scientifiques.

. . . . . . . . . . . . . . . . . . . . . .

» En toute chose, c'est beaucoup qu'une personne
» qui a de fortes convictions, et pour peu qu'un petit
» nombre d'individus les partagent, ils entraînent
» bientôt tous ceux qui sont indécis. Or, cette attitude,
» ce geste, ces mouvements du magnétiseur ne sont
» qu'un pur artifice au moyen duquel on développe,
» chez une personne convenablement préparée, un état
» cérébral plus ou moins prononcé, et qui peut aller
» jusqu'à l'extase caractérisant le sommeil magnéti-
» que. Dans cet état, d'ailleurs beaucoup moins fré-

(1) *Dictionnaire de médecine, de chirurgie,* etc., par MM. LITTRÉ et ROBIN. Cet article se trouve aussi dans les *Éléments de physiologie* de Béraud en collaboration avec M. Robin, pour la 2ᵉ édition.

» quent à observer que le simple assoupissement,
» la croyance ou demi-croyance à un pouvoir tout
» puissant développe, dans l'esprit du patient, des
» images abstraites d'une intensité telle, que toute ob-
» servation directe peut être abolie. La sensibilité gé-
» nérale peut même être anéantie par suite de cette
» profonde absorption intérieure, et, comme les orga-
» nes méditatifs viennent encore s'exercer sur les pro-
» duits de la contemplation abstraite, l'extatique peut
» effectuer une série de raisonnements assez cohé-
» rents ; si, de plus, les impressions auditives conti-
» nuent à s'opérer, il peut s'établir, entre le magnéti-
» seur et le magnétisé, des rapports assez suivis ; mais
» dans les cas réels d'extase, les réponses du sujet sont
» aussi vagues que celles de la sibylle, et, au milieu
» des croyants, le magnétiseur les interprète toujours
» à la plus grande admiration de tout le monde. . .

. . . . . . . . . . . . . . . . . . . . . . .

. . . . . . . . . . . . . . . . . . . . . .

» Rien d'ailleurs ne saurait excuser un système gé-
» néral de traitement qui entretient chez des person-
» nes d'un esprit faible, des croyances chimériques.
» Aussi les procédés des magnétiseurs doivent être

» proscrits en thérapeutique comme étant à la fois
» inutiles et nuisibles (1). »

C'est là, concernant la doctrine et les effets du fluide magnétique, l'opinion que chacun devrait partager sur la foi d'un savant aussi sincère que distingué, nous n'en doutons pas.

N'est-il pas maintenant inutile d'ajouter que la plupart des guérisseurs qui font de nos jours l'application du somnambulisme magnétique à la médecine ne cherchent qu'à exploiter par là, autant que possible, la bourse du public ? Leurs somnambules sont des *compères* qui simulent un sommeil dont il n'est guère possible qu'une personne intelligente soit la dupe. La justice n'a été que trop souvent saisie de ces manœuvres ténébreuses d'escroquerie.

(1) « Ce qui contribue encore, pour un grand nombre de person-
» nes, ajoute plus bas M. Robin, au succès heureusement passager
» de ces exhibitions fantastiques, c'est qu'il n'est pas rare de rencon-
» trer parmi les croyants, des personnes instruites dans les sciences.
» Mais cela ne saurait prouver qu'une chose, c'est que le jugement et
» le bon sens sont indépendants des acquisitions littéraires et scien-
» fiques. »

## V

### Notions sommaires sur les principales doctrines médicales.

> « L'incertitude et la vanité de l'esprit
> » sont telles, qu'il a toujours besoin d'une
> » opinion à laquelle il se fixe. »
> (D'ALEMBERT, *Discours de l'encyclopédie*).
> « On a beau vouloir écarter les questions
> » de principes, elles se représentent sans
> » cesse; elles renaissent à tout propos;
> » elles nous assiégent, pour ainsi dire; nous
> » ne pouvons les éviter tant qu'on ne leur
> » a pas donné satisfaction. »
> (Dʳ RENOUARD, *Lettres philosophiques
> et historiques sur la médecine*).

MM. Littré·et Robin, dans leur *Dictionnaire de médecine, de chirurgie*, etc., entendent par *doctrine médicale :*

« Un ensemble de notions philosophiques qui ont
» successivement guidé les médecins dans l'interpré-
» tation des caractères de la substance organisée et de
» ses phénomènes principalement envisagés au point
» de vue de leurs états accidentels ou morbides. »

Jetons rapidement un coup d'œil sur les doctrines les
plus influentes qui se sont produites en médecine, et

qui sont aujourd'hui encore acceptées dans une juste mesure, c'est-à-dire tant qu'elles n'ont pas la prétention de s'imposer à l'exclusion de toutes les autres pour expliquer à la fois l'organisme et tous les phénomènes morbides dont il peut être le théâtre.

## Empirisme.

Cette doctrine affirme que l'expérience seule est capable de bien diriger le médecin dans la pratique de son art. On doit à certaines applications purement empiriques des bienfaits trop justement appréciés en thérapeutique pour condamner absolument cette manière de voir ; l'empirisme n'est à blâmer que dans son exclusivisme. Sans doute l'expérience est la grande école du praticien ; mais pourquoi faire table rase de tous les raisonnements, de toutes les explications qui ne trouveraient pas directement leur confirmation dans les faits observés ? *La logique prime souvent les faits,* a dit le professeur Bouillaud. La science et la pratique ne peuvent avancer que par l'union de l'expérience et de la raison, et, d'ailleurs, l'empirisme pur supprimerait la science. Ce n'est donc que lorsque celle-ci sera impuis-

sante pour mieux nous diriger, que nous aurons recours aux données exclusivement empiriques (1).


## Vitalisme.


On fait remonter l'origine du vitalisme jusqu'à Hippocrate. D'après cette doctrine qui est celle de la force
vitale, tous les actes morbides doivent être rapportés à
la *vie* considérée en dehors de la matière organisée et
de l'organisme. La *force vitale*, la *nature*, l'*âme* de Stahl,
l'*archée* de Van-Helmont, toutes ces entités se ressemblent par le rôle qu'on a voulu leur faire jouer, et leur
prétention à vouloir tout expliquer lorsqu'elles-mêmes
sont inexplicables, les a fait rejeter des esprits positifs
animés du juste désir de donner à la pathologie des
fondements plus solides que ceux offerts par des forces

(1) « . . . . . L'empirisme pur n'est pas possible; il n'est applica-
» bles qu'aux cas les plus obscurs et les moins avancés de la science.
» D'ailleurs jamais il n'a existé dans cet état de pureté qu'on lui sup-
» pose, et ceux qui, autrefois comme aujourd'hui, ont prétendu faire
» de l'empirisme exclusif, faisaient des raisonnements déduits d'un
» petits nombre de faits qu'ils avaient vus, appliquaient tant bien
» que mal ces raisonnements à d'autres faits qu'ils croyaient être ana-
» logues, et repoussaient à tort les autres données qui pouvaient
» éclairer la pathologie. »
    (PIORRY, *Pathologie médicale et médecine pratique*).

occultes tenant surtout probablement leurs pouvoirs de l'imagination. Au surplus, les grands vitalistes eux-mêmes, tels qu'Hippocrate et Galien dans l'antiquité, Barthez et Bichat, lui-même le créateur de l'anatomie générale, se sont gardés de généraliser leur doctrine, parce qu'ils ne doutaient pas que la médecine ne pouvait aspirer à être une science qu'appuyée sur l'observation sensible de l'organisation et de ses phénomènes pour s'efforcer toujours de saisir leur signification, tant au point de vue physiologique qu'au point de vue pathologique.

### Organicisme.

La doctrine organicienne est l'exagération inverse de la précédente. La tendance du vitalisme portant à considérer les actes morbides en dehors des causes matérielles susceptibles de les produire, l'organicisme rattache toute cause aux actes morbides, ou mieux aux lésions matérielles observées. C'est donc le matérialisme en médecine. Mais ce matérialisme ne saurait, pas plus que les autres doctrines, fournir à lui seul la solution de tous les problèmes pathologiques. Si imposants que soient les progrès de l'école anatomique, les lésions ne suffisent pas à tout expliquer, et des maladies subsistent encore dont on cherche vainement le point de départ et l'explication dans des altérations matérielles (un certain nombre de maladies nerveuses ou névroses, par exemple). Dans des affections même où l'on peut constater des lésions, on voit celles-ci être tellement disproportionnées avec leurs symptômes qu'elles semblent véritablement d'un intérêt très secondaire eu égard à l'état général du malade. Des altérations insignifiantes en apparence engendrent parfois des symptômes formidables, et, inversement, des lésions très profondes peuvent n'être traduites que par des symptômes légers.

Parlerons-nous maintenant des doctrines physiques, chimiques, mécaniques, qui se rattachent au matérialisme médical ? Citons M. Piorry à ce propos :

« Séduits par certains faits dont les actions chimi-
» ques donnent la clef, ou par certains actes tout à
» fait en rapport avec les lois de la mécanique, ou
» encore par d'autres phénomènes sur lesquels l'élec-
» tricité ou d'autres données physiques portent un
» grand jour, il est arrivé que les médecins ont voulu

» généraliser les applications de la chimie, de la physi-
» que et de la mécanique à l'explication des phénomè-
» nes des maladies. Tant qu'on a eu recours à des
» explications particlles, déduites de faits anatomiques
» ou physiologiques sévères, on est arrivé dans ces
» applications à des vérités utiles. . . . . . . . . . . .

. . . . . . . . . . . . . . . . . . . . . . . . . . . . . .

» Par cela même qu'il y a du vrai, soit dans les
» explications mécaniques, soit dans les applications
» de la chimie et de la physique à la pathologie, il en
» est résulté qu'aucune théorie reposant exclusivement
» sur une de ces sources ne peut être adoptée, et
» qu'ici encore la généralisation est impossible. »
(*Traité de pathologie médicale et de médecine pratique*).

Outre les doctrines que nous venons de présenter,
d'autres, moins prétentieuses, ont créé des tendances
plus spéciales que nous devons encore mentionner.

### Solidisme. — Humorisme.

La première de ces deux doctrines fait jouer aux
parties solides de l'organisation le plus grand rôle
dans l'explication des maladies. Mais comme les liqui-

des entrent en proportion considérable dans le corps humain, il ne faut pas accepter avec exagération l'influence des solides; il faut admettre aussi pour une large part l'influence irrécusable des liquides. L'anatomie pathologique d'ailleurs démontre surabondamment que solides et liquides sont également susceptibles de développer des états morbides par les altérations aussi nombreuses que variées dont elle a fait l'objet de son étude.

Pour attester l'importance de la doctrine des humeurs, doctrine qui a toujours séduit la masse du public étranger aux sciences médicales, nous emprunterons à MM. Bouchut et Desprès, le passage suivant de leur *Dictionnaire de thérapeutique* :

« S'il n'est pas possible de faire de l'humorisme la
» base exclusive de la pathogénie (1) et de la théra-
» peutique, il est incontestable que les humeurs,
» c'est-à-dire le sang et les liquides émanés du sang,
» jouent d'une façon primitive ou secondaire un rôle
» si considérable dans le développement des maladies,

(1) La pathogénie traite de la manière dont les maladies se développent. (*patos*, maladie, *guénécis*, génération).

» qu'il faut de toute nécessité tenir compte de leurs
» altérations.

» L'humorisme est la source d'un grand nombre
» d'indications thérapeutiques, et c'est à son indication
» qu'on veut évacuer la bile ; qu'on cherche à neutra-
» liser les effets de la lymphe, enfin que l'on s'appli-
» que à combattre les principes dartreux, syphilitique,
» scrofuleux, arthritique ; qu'on pousse à la sueur, aux
» urines, etc. Sous ce rapport, les médications anti-
» phlogistiques, stimulante, vomitive, purgative, alté-
» rante, diurétique, sudorifique, etc., sont les consé-
» quences de l'humorisme , et rien ne saurait en
» détruire l'importance (1). »

Quelle conclusion tirer de ce court chapitre si ce
n'est qu'il faut adopter toutes ces doctrines, dans une
sage mesure, ainsi que nous le disions dès le début,
puisque toutes ont leur bon côté, mais qu'il ne faut pas
en adopter une à l'exclusion de toutes les autres.
*L'éclectisme* (2), que Diderot appelait la philosophie de
tous les bons esprits, est le résultat de cette manière

(1) Cité par M. GAFFARD, *La Science usuelle.*
(2) De *écléguéin*, choisir.

de voir et devient la barrière où se heurteront les abus dans l'application de tout système médical ou physiologique. Un ex-professeur de l'ancienne faculté de Strasbourg, M. L. Boyer, exprime dans les termes suivants la préférence qu'il donne à la doctrine éclectique :

« Des phénomènes, dit-il, qui obéissent à des lois
» parfaitement distinctes, impliquent des causes dis-
» tinctes comme ces lois. De là découlent les distinc-
» tions du règne inorganique et du règne vivant, de
» l'esprit et de la matière, de l'homme avec ses hautes
» destinées et de la brute. L'histoire nous a prouvé que
» le matérialisme, l'animisme, le vitalisme exclusifs, se
» sont montrés à diverses époques ; aucun d'eux n'a
» jamais pu régner seul, parce que les autres systèmes
» ont protesté au nom des faits qui leur appartiennent.
» L'éclectisme expérimental sera la vraie doctrine, en
» donnant leur place à chacun de nos éléments cons-
» titutifs (1). »

(1) *Dictionnaire encyclopédique des sciences médicales.*
Article : *Histoire de la médecine*, tome VI, note de la page 108.
En 1861 le D^r Renouard, dans un excellent ouvrage auquel, à propos des homéopathes, nous avons déjà fait un emprunt, signalait les tendances diverses de nos trois Facultés françaises. Il constatait :
« A Paris, l'absence d'une doctrine dominante ou l'anarchie inclinant
» vers l'organicisme ; à Montpellier, le vitalisme hippocratique de

## VI

**L'état de la science sur deux grandes questions de pathologie, ou notions sommaires sur la tuberculisation pulmonaire et le cancer.**

Nous voudrions pouvoir joindre aux notions qui précèdent d'autres notions, présentées surtout au point de vue pratique sur un grand nombre de questions de pathologie très mal connues du public, et en butte à une foule de préjugés.

Faire le jour sur ces questions, les exposer à l'état actuel de la science, d'une façon accessible à tous ; donner à leur occasion des conseils utiles, et surtout signaler les erreurs grossières ou dangereuses qu'en-

» *Barthez et de ses continuateurs; à Strasbourg, l'empirisme déguisé* » *sous le nom d'éclectisme, adoptant pour devise :* Sancta simplicitas ! » éternel bon sens ! » Le D^r Renouard fixe sa conviction sur l'empirisme, mais non pas sur l'empirisme grossier des premiers âges, non pas sur l'empirisme brut de l'ignorance, mais sur « *l'empirisme mo-* » *derne, que l'on nomme empirisme rationnel* » et qui « *loin de* » *repousser les lumières de l'anatomie, de la physiologie,* etc., *se les* » *approprie,* » en soumettant « *leurs produits au contrôle de l'ob-* » *servation clinique, c'est-à-dire synthétique* ». — (*Lettres philoso-phiques,* etc., 3^e édition, 1864.)

gendrent et que propagent la crédulité, l'ignorance ou la cupidité, tel serait le complément qui conviendrait le mieux à cet ouvrage. Le cadre que nous nous sommes imposés touchant à sa limite, nous nous bornerons à une revue sommaire des grandes questions de la *phthisie* et du *cancer*, et à des exposés plus sommaires encore sur le *panaris*, la *rage*, l'*épilepsie*. Ces sujets ne sont ni les moins intéressants, ni les moins entachés d'erreurs populaires.

§ I<sup>er</sup> — *Notions sur la tuberculisation pulmonaire, connue sous le nom de phthisie pulmonaire.*

> On ne peut affirmer qu'il existe ou qu'il existera une médication d'une efficacité absolue pour guérir la phthisie, mais on peut affirmer que la phthisie guérit naturellement dans bien des cas.

L'état du malade que l'on appelle vulgairement un poitrinaire (1), autrement dit la phthisie (2) pulmonaire,

---

(1) Formé du mot poitrine. La poitrine est la partie du tronc qui renferme les poumons et les principaux organes de la circulation (cœur, gros vaisseaux). Elle est séparée du ventre par une cloison musculeuse désignée sous le nom de diaphragme.

(2) Phthisie « *phtisis, phton,* de *phtinomai,* je me consume. Le » mot phthisie signifie proprement consomption. . . . . . . . . . . . .

est occasionnée par le développement dans les poumons d'un produit morbide, espèce de végétal organique, désigné sous le nom de *tubercule* (1).

Il n'entre pas dans notre plan d'exposer les détails de l'organisation anatomique du tubercule et d'analyser ses divers éléments constituants, tels que *granules moléculaires, substance interglobulaire, corpuscules tuberculeux*. Qu'il nous suffise de dire que le microscope a pu seul permettre de compléter une étude aussi délicate et aussi complexe, et qui est du domaine de l'anatomie pathologique, cette partie relativement nouvelle des sciences médicales dont nous avons cherché à donner une idée dans un autre chapitre.

Comme on sait que les poumons sont les organes essentiels de la respiration, on comprendra facilement la gêne que devra apporter à cette fonction, le dévelop-

» Aujourd'hui on désigne particulièrement sous le nom de phthisie » toute lésion du poumon qui tend à produire une désorganisation » progressive de ce viscère à la suite de laquelle survient son ulcéra- » ration. » ( LITTRÉ et ROBIN, *Dictionnaire de médecine*, etc.)

(1) Au début de leur apparition, les tubercules ont une grosseur qui varie depuis celle d'un grain de millet jusqu'à celle d'un grain de chénevis. Ils acquièrent des proportions plus développées dans le cours de leur évolution qui entraîne aussi un changement dans leur aspect et dans leur consistance, comme on le verra plus loin.

pement de tubercules dans le champ pulmonaire, gêne d'autant plus considérable que ces produits envahiront une surface plus étendue. La toux qui accompagnera leur évolution existera donc comme résultat de cette gêne, et comme symptôme commun d'ailleurs à toutes les affections de poitrine.

On distingue trois phases dans l'évolution tuberculeuse, ou, si l'on veut, trois degrés de phthisie. Dès l'apparition des éléments morbides, ceux-ci se montrent à l'état de *crudité* ; ils se ramollissent ensuite, dégénèrent en suppuration, se *fondent* (2ᵉ degré) ; puis, finalement, ils s'évacuent dans les conduits aériens (les bronches), et, de là, au-dehors par l'expectoration, entraînant avec eux les débris de la substance pulmonaire désorganisée. L'expression : *cracher ses poumons* est donc justifiée par le fait. Les portions de ces organes dans lesquelles les tubercules s'étaient développés, présentent, après l'évacuation de ces derniers, des cavités qui se réparent par cicatrisation, s'organisent et prennent le nom de *cavernes* (3ᵉ degré de la maladie).

Telle est la marche ordinaire que suit la nature pour produire la guérison de la phthisie, à moins que les tubercules ne subissent une transformation (1) qui les fixe dans le poumon en les rendant désormais inoffensifs. C'est ce que nous apprend M. Lebert, un savant micrographe auquel l'anatomie pathologique doit d'autres découvertes intéressantes :

« Le tubercule, dit-il, peut suivre jusqu'à la fin une
» marche destructive (2)..... Cependant il peut s'arrêter
» dans sa marche et se terminer par une guérison plus
» ou moins complète. Nous avons donc là deux ordres
» différents d'évolution. Dans la première, que nous
» appellerons *évolution destructive*, nous distinguons
» deux périodes, savoir : le ramollissement et la fonte.
» Dans la deuxième, que nous appellerons l'*évolution*
» *curative*, nous avons également deux sous-ordres qui
» correspondent aux deux périodes que nous venons
» de signaler, savoir : la transformation crétacée du
» tubercule crû, et la cicatrisation de l'ulcère tuber-
» culeux. »

(1) Le produit de cette transformation est ce que l'on appelle l'*état crétacé;* le tubercule ressemble alors à une petite concrétion pier-. reuse.

(2) Marche destructive s'applique au tubercule et non au malade, ce dernier pouvant aussi bien guérir à la suite de l'évolution destructive qu'à la suite de la transformation crétacée.

Nous tenions à bien acquérir ce point que la phthisie
peut guérir, et elle guérit, en effet, « *plus souvent qu'on
ne pense*, » selon un clinicien distingué de l'hôpital
Necker, agrégé de la Faculté de Paris.

« Beaucoup d'élèves, en quittant l'hôpital, a dit
» M. Guéneau de Mussy, emportent de la phthisie l'idée
» d'une fatalité inexorable; il semble que sur le front
» de chaque malheureux atteint de cette maladie, on
» lise l'inscription tracée sur la porte de l'enfer par le
» poète italien : *lasciate ogni speranza*. Eh bien ! non,
» il ne faut pas désespérer, la phthisie peut guérir, elle
» guérit même plus souvent qu'on ne pense. »

Voilà donc de quoi donner bon espoir aux phthisiques. La condition capitale pour leur guérison, après
l'évolution naturelle que nous avons signalée des produits tuberculeux, c'est que ces produits ne repoussent
pas, ou tout au moins ne repoussent pas dans des proportions telles qu'ils ne rendent la fonction respiratoire
insuffisante pour les besoins de l'organisme, d'autre
part affaibli par la concomitance d'autres accidents
(fièvre, sueurs, diarrhée, troubles gastriques).

Les tubercules sont-ils l'effet d'une inflammation antérieure à leur apparition, où tiennent-ils à un état gé-

néral de la constitution, état général désigné sous le nom de *scrofulisme*? Il n'est guère permis de se prononcer dans un sens absolu tout en considérant avec certains auteurs que la tuberculisation pourrait être une forme de la scrofule.

Quelles sont les causes capables d'engendrer à la fois la phthisie et la scrofule? D'une manière générale on peut dire que c'est toute circonstance hygiénique agissant à la longue pour occasionner une débilité constitutionnelle. Ainsi : nourriture insuffisante, travaux excessifs, séjour dans des lieux chargés de poussière, encombrés, dans des localités obscures, mal aérées (1); abus des plaisirs vénériens; alcoolisme, allaitement et grossesses répétées chez la femme ; toutes conditions détruisant l'équilibre entre la dépense et la recette du budget organique et prédisposant à l'affection qui nous occupe (2).

(1) M. Coste a produit la phthisie chez des chiens qu'il avait laissé longtemps séjourner dans des lieux humides, froids et mal éclairés.

(2) Pour édifier le lecteur sur la fréquence relative de la phthisie dans diverses contrées, nous lui mettrons sous les yeux le passage suivant que nous empruntons au *Traité de pathologie interne* du professeur GRISOLLE.

« Il est avéré aujourd'hui par de nombreux témoignages que la
» phthisie pulmonaire est une maladie commune dans presque tous les

L'hérédité est aussi une cause fréquente mais *non fatale* pour produire la tuberculisation.

» pays du globe : seulement sa fréquence n'est pas la même en tous
» lieux, et surtout il est prouvé qu'elle n'est pas, ainsi que quelques
» personnes l'avaient pensé, en rapport avec l'abaissement de tempé-
» rature. Loin de là, presque inconnue dans le nord de la Norwège,
» aux îles Ferroë et en Irlande, on la voit déjà en Suède et surtout
» à Stokholm, entrer dans les décès pour une proportion d'un peu
» moins d'un quinzième, tandis qu'à Berlin, à Londres et à Paris elle
» forme à elle seule environ le cinquième de la mortalité. Dans toute
» l'Allemagne on compte beaucoup plus de phthisiques qu'à Saint-Pé-
» tersbourg. Les climats méridionaux qu'on signale dans beaucoup
» d'ouvrages comme exemptant de la phthisie, en présentent au con-
» traire des exemples aussi nombreux que chez nous. Ainsi, en Pro-
» vence, à Marseille et à Nice, la maladie est aussi fréquente qu'à
» Paris. On la retrouve encore avec le même degré de violence dans
» la plupart des grandes cités d'Italie, comme Gênes et Naples, ainsi
» qu'à Madrid et à Lisbonne. . . . . . . . . . . . . . . . . . . . . . . .
» En France, la phthisie paraît sévir fort inégalement dans les divers
» départements. . . . . . . . . . . . . . . . . . . . . . . . . . . . . . .
» En résumé, ainsi que M. Boudin l'a établi, on peut considérer la
» phthisie comme étant d'autant plus rare qu'on avance vers le nord
» et cela est généralement vrai pour l'Europe comme pour l'Améri-
» que.
» On a encore prétendu que, dans certaines localités, la phthisie
» était beaucoup moins commune que partout ailleurs : on sait, par
» exemple, que Laënnec soutenait que sur les bords de la mer et de
» l'Océan surtout, la phthisie était plus rare que dans l'intérieur des
» terres. Trop de documents ont déposé aujourd'hui contre cette
» croyance. Le marin..... paye partout un plus large tribut à la
» phthisie que ne le font nos soldats. »

M. Turk, dans sa *Médecine populaire* dit qu'il n'y a guère que deux
pays au monde où la phthisie soit inconnue. Ces deux pays sont
« Madère et l'Islande, l'un très chaud, l'autre modérément froid, mais
» remarquables tous deux par la grande égalité de leur tempéra-
» ture. »,

Des expériences nombreuses, entreprises par des hommes distingués, au nombre desquels nous citerons M. Villemin, ont démontré assez péremptoirement que le tubercule pouvait s'inoculer. Des lapins soumis à cette inoculation, ont succombé après deux mois, avec toutes les apparences. de la phthisie, et leurs poumons à l'autopsie étaient parsemés de tubercules (le lapin est d'ailleurs naturellement prédisposé à la phthisie).

La contagion est-elle aussi bien établie que l'inoculation ?

« Les belles recherches de M. Villemin sur la conta-
» gion de la phthisie pulmonaire, dit M. Gustave Le
» Bon, prouvent qu'on communique cette affection à
» des animaux en leur faisant absorber des substances
» imbibées de sécrétions provenant d'individus qui en
» sont atteints. Sans affirmer positivement que le lait
» des mammifères phthisiques possède des propriétés
» contagieuses, on ne peut s'empêcher de le considé-
» rer comme un aliment fort malsain » (*La Vie, physiologie humaine*, etc.).

Après le préjugé qui croit la phthisie incurable, préjugé assez fortement enraciné dans le public, il en est un autre qui veut que, passé l'âge de trente ans.

cette maladie ne soit plus susceptible de se développer.
Cela est complétement inexact; on devient phthisique
à tout âge; les vieillards même peuvent avoir des
tubercules, et ils en auraient très souvent, qui plus
est. et malgré l'absence des symptômes annonçant
l'affection. Ainsi, M. Rogée affirme, après avoir fait, à
l'hospice de la Salpêtrière, de très nombreuses autopsies
pendant son internat, que les neuf dixièmes des sujets
qu'il examinait, tous vieux, présentaient des masses
tuberculeuses, disséminées dans les poumons. D'autre
part, M. Sée nous disait dans une de ses cliniques, à
la Charité, il y a quelques années, que la plupart des
hémoptysies (crachements de sang) observées chez des
personnes n'ayant pas les apparences d'un phthisique
et exemptes de maladies de cœur, tenaient à la présence de rares granulations tuberculeuses ulcérant
isolément un petit vaisseau sanguin.

Concluons de ce qui précède, avec M. Sée, que
beaucoup d'individus peuvent avoir quelques tubercules sans s'en douter et sans plus mal se porter pour
cela. Il y a évidemment de la différence entre ces
individus et ceux dont les voies pulmonaires sont plus
ou moins farcies du produit morbide; mais, même

parmi ces derniers, on observe des guérisons. Le même professeur de clinique que nous venons de nommer, nous citait des sujets qu'il connaissait phthisiques bien avérés depuis quinze, vingt ans et plus, et qui, malgré les cavernes qu'ils portaient dans les poumons et malgré quelques petites rechutes de loin en loin, jouissaient d'une santé assez satisfaisante (1). Ce témoignage, joint à ceux que nous avons déjà invoqués viendra, nous le souhaitons, affermir encore l'espoir de guérison et de longévité que nous tenons à donner aux malades et à leur entourage.

(1) « Fort heureusement, a dit aussi le professeur Grisolle, des faits » nombreux ont aujourd'hui mis hors de doute que la phthisie était » susceptible de guérison, et cela à toutes ses périodes. »

Pour le lecteur qui désirerait posséder, relativement à la fréquence et à la curabilité de la phthisie dans notre département, le témoignage d'un praticien bien connu et dont l'expérience est assez longue parmi nous, extrayons un court passage du discours prononcé par le docteur Lemaistre, en novembre 1866, à la séance de rentrée de l'école de médecine et de pharmacie de Limoges :

« Les tubercules pulmonaires y font (dans la Haute-Vienne) chaque » jour de nombreuses victimes, mais là, pas plus qu'ailleurs ; je » pourrais même citer des faits très authenthiques pour moi de » phthisies, bien constatés au début, qui ont vécu longtemps encore » dans nos contrées, et je suis loin d'affirmer n'y avoir pas constaté » de guérison. »

Le traitement de la phthisie n'est pas malheureusement spécifique, c'est-à-dire nous ne possédons pas de remède d'une efficacité absolue contre cette affection. Elle est « au nombre des maladies contre » lesquelles, à dit le docteur Brierre de Boismont, » l'art est impuissant lorsqu'elles sont une fois con- » firmées, mais que l'on pourra prévenir et considéra- » blement diminuer, lorsque la santé de l'homme et » par conséquent l'hygiène auront le pas sur l'in- » dustrie et les intérêts matériels. »

La première indication à remplir est d'éloigner du malade toutes les mauvaises conditions hygiéniques qui pourraient favoriser le développement de la maladie. Nous n'avons, pour connaître la conduite à tenir, qu'à passer en revue les causes énumérées plus haut, capables de produire la phthisie. Ces causes écartées, les moyens médicaux sont assez nombreux : nous allons les exposer rapidement sans entrer dans des détails d'application, car on doit abandonner au praticien le soin de diriger tout traitement d'une affection sérieuse et de longue durée.

A l'intérieur, les toniques, une nourriture substantielle, formeront la base du régime. C'est à ce point de vue que l'huile de foie de morue (1) a été prescrite.

Les arsenicaux (arséniate de soude, acide arsénieux, granules de dioscoride), l'hypophosphite de soude, les préparations iodées, ferrugineuses (ces dernières dans certains cas seulement); plus récemment, l'usage des potions alcooliques et de la viande crue (2) (Fuster,

(1) Beaucoup de personnes ne peuvent supporter cette huile. Nous leur proposons en échange de consommer fréquemment des foies de volailles grasses ou même des pâtés de foies gras, ainsi que des tartines de beurre frais et salé. Le professeur officiel de thérapeutique de la Faculté de Paris, M. Gubler, pour justifier ce conseil que nous lui empruntons, s'exprime de la façon suivante :

« Nous assimilons, dit-il, l'huile de foie de poisson à celle des foies
» d'oiseaux ou des mammifères, et, pour dire toute notre pensée, nous
» croyons que les pâtés de Strasbourg ou de Nérac rendraient les
» mêmes services que l'huile de foie de morue. Nous recomman-
» derions donc aux sujets qui éprouveraient pour cette dernière une
» répugnance invincible, de manger des foies de volailles grasses, aussi
» bien que des foies de raies, ou de faire entrer dans leur nourriture
» des animaux entiers tels que des escargots, des huîtres, des moules,
» pourvus de leur organe hépatique (foie). »
                (GUBLER, *Commentaires thérapeutiques du Codex*).

(2) L'elixir alimentaire Ducro renferme l'alcool et les principes actifs de la viande crue qu'il porte ainsi tout digérés dans l'intestin, où ils sont absorbés sans transformation.

Jaccoud); la médication arsenico-phosphorée, jointe aux arsenicaux (Lescolmel, de Marseille), etc., ont été et sont journellement employés.

On sait que le régime lacté a toujours compté de nombreux partisans dans son application à la phthisie.

« J'ai, *dit Baumes*, dans cet aliment médicamenteux,
» la plus grande confiance, mais je ne suis pas
» aveuglé par ses vertus au point de vouloir qu'on le
» considère comme l'ancre sacrée des phthisiques,
» comme un spécifique qui dispense de tout autre
» moyen. »

« On ne saurait mieux dire aujourd'hui, *ajoute*
» *M. Fonssagrives, auquel nous empruntons cette*
» *citation,* et c'est là le langage réservé que doit tenir
» la thérapeutique en pareille matière. M. A. Latour
» s'est efforcé de remettre en honneur le régime lacté
» dans la phthisie, mais pour lui, le lait n'est qu'un
» moyen de faire pénétrer dans l'économie le chlorure
» de sodium qu'il administre à la femelle laitière, et
» auquel il attribue des vertus curatives sans doute
» exagérées. La diète chloruro-lactée peut avoir son
» utilité dans la phthisie torpide, apyrétique, comme

» moyen de relever l'appétit, mais, à notre avis, on ne
» saurait lui demander plus. » (1)

(Fonssagrives, Dictionnaire encyclopédique des
sciences médicales, art. Alimentation.)

A l'extérieur, les révulsions sur la poitrine à l'aide
du papier Thapsia, des mouches de Milan, des badi-
geons à la teinture d'iode, etc. Les exercices gymnas-
tiques modérés, dirigés suivant certaines règles; le
séjour, au début de la maladie, dans certaines stations
thermales sulfureuses (Bonnes, Cauterets), l'hydrothé-
rapie; le séjour dans certains climats, stations d'hiver,
telles que Manton, Cannes, Nice, Pau, la Sicile, le

______

(1) Nous n'avons pas exposé les considérations physiologiques qui
motivent l'emploi des divers moyens énumérés dans la thérapeutique
de la phthisie parce que cette exposition comporterait des détails
trop spéciaux.

Un article publié dans la *Gazette des hôpitaux* du 23 septembre 1873,
signale les bons effets obtenus par l'emploi du chlorhydro-phosphate
de chaux. L'auteur de cet article avance que si les chiens ne sont
jamais phthisiques, on doit l'attribuer à la grande quantité de phosphate de chaux qu'ils consomment chaque jour et qu'ils digèrent
infiniment mieux que nous. (Les os, en effet, qui forment la base du
régime nutritif des chiens, renferment plus de 50 p. 100 de phosphate
de chaux.) — Mentionnons, en terminant cette note, l'emploi encore
tout récent de deux nouveaux agents dont s'est accrue la thérapeutique de la phthisie; c'est d'abord le *Koumys-Edward*, expérimenté
non sans succès dans les hôpitaux de Paris, et le *Silphium Cyrenai-
cum*, étudié et recommandé par le docteur Laval

9

midi de l'Espagne, l'Algérie, mais avant tout, d'après M. Jaccoud, Corfou et Madère sont encore très utilement conseillés selon les cas dont, seul, le médecin doit rester juge.

Les accidents concomitants (1), tels que fièvre plus ou moins périodique, sueurs nocturnes, diarrhées, troubles digestifs, sont combattus par des moyens divers d'après les indications.

## § II. — *Notions sur le cancer.*

Le praticien ne connaît pas d'expression qui sonne plus tristement à ses oreilles, car l'affection qu'elle désigne semble inventée par le mauvais génie de la nature pour insulter à la science et à l'art. Le public lui-même ne prononce le mot cancer qu'avec une crainte instinctive, et il se fait de la maladie une idée qui, si elle n'est pas vraie d'une façon absolue, ne manque pas, au fond, de justesse. Il est poussé, en

(1) Accidents *concomitants* se dit des phénomènes accessoires qui accompagnent les phénomènes principaux et essentiels d'une maladies. (*Cum*, avec, et *comitari*, accompagner.)

effet, sous l'influence de l'étymologie (1), à croire que le cancer est un parasite vivant, un chancre rongeur qui, une fois né et implanté dans l'organisme, se nourrit indéfiniment aux dépens de sa propre substance, tend toujours à s'accroitre et finit constamment par tarir, chez l'individu qui le porte, la source de la vie. La science ne peut malheureusement que confirmer cette manière de voir du public quant à la marche de la maladie, marche inexorable, à peu près fatale (2), à moins que l'art n'intervienne. Mais l'art, hélas! ne sait intervenir efficacement que dans les cas de cancers extérieurs accessibles à la main et aux instruments du chirurgien. Son intervention est brutale, employant le·fer et le feu pour détruire sur place la terrible manifestation. Le cancer réside-t-il dans les organes profonds, plus d'opération possible, la chirurgie comme la médecine est impuissante, et le ma-

(1) *Cancer* : « Mot qui, en latin comme en grec, signifie un crabe, » une écrevisse, soit que l'on ait comparé aux pattes d'un crabe » les veines dilatées et tous les vaisseaux engorgés qui s'écartent en » rayonnant autour d'une tumeur, soit parce qu'on a cru ancienno· » ment qu'un animal dévorait les parties malades. »

LITTRÉ et ROBIN, *Dict. de médecine, de chirurgie*, etc.

(2) Nous donnons plus loin quelques-uns des exemples infiniment trop rares de guérison spontanée de tumeurs cancéreuses.

lade est laissé dans la nécessité cruelle de vivre avec son ennemi, jusqu'à ce que cet ennemi le tue.

Ce que la science doit relever dans l'idée que le public se fait assez généralement du cancer, c'est que le parasite n'est pas vivant, ou, du moins, si les éléments constituants du cancer vivent au même titre que d'autres éléments d'un tissu organique, ils ne vivent pas d'une vie indépendante, ils ne constituent pas un organisme dans l'organisme, en d'autres termes, ils ne composent pas un individu, un animal. Cela acquis, donnons quelques notions scientifiques sur les tumeurs cancéreuses.

La pathologie générale (science générale des maladies) définit le cancer : une néoplasie (1) (production morbide nouvelle), caractérisée par le développement de certains tissus accidentels détruisant les tissus normaux au milieu desquels ils se forment.

Ces tissus accidentels sont de composition variable, ce qui a fait établir des variétés de cancer plus ou moins nombreuses d'après les points de vue auxquels se sont placés les micrographes. M. Lebert, que nous

(1) De *néos*, nouveau, et *placis*, formation.

avons déjà cité à propos du tubercule, admet six variétés; d'autres auteurs n'en ont reconnu que cinq, ou même quatre (Cruveilhier). Contentons-nous de dire ici que c'est la prédominance de tel ou tel élément parmi ceux qui constituent les tumeurs cancéreuses qui sert de base pour leur distinction, et mentionnons, à ce sujet, les services signalés rendus par le microscope dans ces études minutieuses.

Une question plus intéressante est celle de savoir si les tumeurs cancéreuses sont composées réellement par des éléments nouveaux et spécifiques, par des cellules spéciales (1), ou bien si elles ne sont produites que par l'effet d'une génération exagérée et déviée des éléments normaux de l'organisme. MM. Robin, en France, et Wirchow, en Allemagne, deux histologistes, chefs d'école, professent que le cancer n'est pas formé d'éléments étrangers aux autres tissus organiques, tandis que d'autres observateurs, très distingués aussi, MM. Lebert, Broca, Follin, soutiennent que le tissu cancéreux présente une constitution spéciale et étrangère à l'économie.

(1) La cellule est le point de départ de toute organisation.

En tout cas, tous les médecins sont d'accord pour reconnaître, dans la pratique, l'utilité d'une division des tumeurs en deux grandes catégories : *tumeurs malignes, tumeurs bénignes.*

Les premières ont un développement incessant et révèlent trop souvent un état général, puisque après leur ablation elles tendent à récidiver, en même temps que la *cachexie* dite cancéreuse mine plus ou moins rapidement l'organisme jusqu'à une terminaison funeste.

Quelle est la nature du vice humoral, héréditaire parfois, qui produit ces tumeurs? C'est ce qu'on ignore.

Les tumeurs bénignes sont celles qui n'altèrent pas la constitution et qui ne récidivent pas après leur ablation.

Ce que nous avons exposé au sujet des tumeurs malignes (1), des cancers vrais, n'est réellement pas con-

(1) Il nous est moins facile, à l'occasion du cancer, d'indiquer ainsi que nous l'avons fait à l'occasion de la phthisie, les causes capables, en dehors de l'hérédité, d'engendrer la maladie, car la science ne possède, à cet égard, aucune donnée positive. On a avancé que des tumeurs cancéreuses pouvaient se montrer comme résultat éloigné à la suite de fortes contusions sur les parties qui en auraient été le siége ; on a pensé aussi que les grandes peines morales, les chagrins concentrés, certaines irritations chroniques locales, étaient des conditions

solant. Espérons du progrès, espérons des méthodes solides qui dirigent les travailleurs infatigables de notre génération, espérons pour nos descendants sinon pour nous, des générations médicales à venir, si la nôtre n'atteint pas la solution, la solution thérapeutique surtout de ces grands problèmes de la science des maladies : le cancer et le tubercule ! D'autres problèmes non moins importants d'ailleurs, sont à résoudre dans diverses branches des sciences médicales ; il y a peut-être entre plusieurs d'entre eux des liens de solidarité que l'avenir démontrera, et telle découverte en physiologie, en hygiène, par exemple, pourra donner la clef de faits pathologiques et thérapeutiques d'un grand intérêt.

Est-ce à dire que jusqu'à ce jour la marche du vrai cancer ait été constamment fatale et qu'on ne possède pas d'exemples de guérison ? Est-ce à dire que le rôle

favorables au développement de cancers intérieurs. Si des observations ont paru confirmer partiellement ces hypothèses, elles ont été souvent démenties par les renseignements les plus précis recueillis auprès de beaucoup de malades. L'étiologie des affections cancéreuses est donc loin d'être scientifiquement établie.

Ces affections sont-elles inoculables ? L'inoculation du suc cancéreux faite à des chiens par Langenbeck, Lebert et Follin, a donné lieu au développement de plusieurs tumeurs de nature cancéreuse dans divers organes (poumons, foie, cœur).

providentiel de la *nature médicatrice*, dont nous avons constaté les effets admirables, dans la première partie de cet ouvrage, est-ce à dire que ce rôle soit toujours resté passif à l'égard des tumeurs même malignes ? Eh bien ! non, car on a vu les efforts de la résistance vitale de l'organisme couronnés de succès dans leur lutte contre la cause organique la plus intraitable de destruction.

Nous avons observé, il y a déjà quelques années, un commencement de guérison spontanée d'un cancer du sein, dans le service de M.Richet, à l'Hôtel-Dieu. Nous regrettons de n'avoir pas suivi la marche de la maladie jusqu'à la fin, mais nous ne croyons pas impossible que la guérison complète ait été obtenue, puisque d'autres exemples de cette nature subsistent. M. Richet avait bien déjà présenté à la Société de chirurgie un malade chez lequel la moitié de la langue, atteinte de cancer, s'était détachée spontanément par gangrène, laissant l'autre moitié très saine et formant un moignon dont le malade se servait d'ailleurs assez bien.

On peut nous demander si ces cancéreux n'ont pas éprouvé de récidives, si la guérison, en un mot, s'est maintenue. Nous serions embarrassé pour répondre, nous le reconnaissons, car nous ignorons l'avenir de l'un et de l'autre de ces malades. Cependant le cas suivant prouverait la possibilité d'une guérison radicale, quoiqu'il soit moins heureux que les deux précédents, la nature n'ayant pas ici fait elle-même les frais de guérison.

Une femme, citée par le professeur Denonvilliers(1), à propos des indications des opérations, fut opérée jusqu'à six fois de tumeurs cancéreuses récidivées à de courtes distances, et, malgré cela *elle vécut vingt-deux ans sans récidive nouvelle, après la sixième opération*. Et il s'agissait réellement de tumeurs malignes ! On peut bien admettre, après cet exemple, que les cancéreux guéris spontanément dont nous avons parlé aient pu vivre longtemps encore, et jusqu'au terme peut-être d'une longue existence à l'abri de nouvelles manifestations de la maladie.

Signalerons-nous quels moyens emploie la nature pour séparer, dans les cas de guérison spontanée de cancer, les parties altérées des parties saines ? Ces

(1) Nous avons recueilli cette citation de M. Denonvilliers, mort il y a peu d'années, au premier des cours de médecine opératoire qu'il fit à la Faculté de Paris, en 1869.

9.

moyens sont toujours les mêmes : ici c'est la gangrène qui détermine la chute de la tumeur, là c'est l'atrophie qui, réduisant peu à peu son volume, est l'occasion d'une résorption plus ou moins complète (1).

Que pourrons-nous dire maintenant sur le traitement que le lecteur ne sache déjà d'après ce qui précède? Ce n'est pas la possibilité d'une terminaison heureuse mais infiniment trop rare qui influencera le chirurgien dans la conduite à tenir en présence d'une tumeur maligne. Tant que le mal sera bien localisé, tant que l'état général du malade sera bon, c'est-à-dire ne révélera pas les signes d'une infection constitutionnelle, pourquoi se refuser à une opération ? Là est le salut. Le fait du sujet opéré six fois et qui vécut vingt-deux ans après l'ablation d'un sixième cancer, restera un des plus éclatants témoignages de l'espoir qu'il est permis de fonder après une opération exécutée dans des conditions satisfaisantes. L'intervention chirurgicale, voilà le seul remède.

« On a quelquefois, dit M. Bouchut (*Pathologie géné-*

---

(1) Le docteur L. Bleynie nous a montré, il y a cinq ou six ans, dans le service chirurgical de l'hospice de Limoges, une tumeur cancéreuse du sein en voie d'atrophie.

» *rale*), vanté certains remèdes comme ayant une ac-
» tion fondante résolutive des cancers ; mais ce sont
» là des méprises qui reposent sur des erreurs de diag-
» nostic. Jamais aucune substance, administrée à l'in-
» térieur ou à l'extérieur, n'a fait disparaître des pro-
» ductions cancéreuses. »

C'est là, malheureusement, croyons-nous, la vérité
sur les résultats de toutes les médications essayées en
dehors de l'opération (1).

Un médecin étranger vient cependant s'inscrire aujourd'hui en faux contre les affirmations de la science.
Il prétend posséder une méthode curative du cancer
qui, combinant des effets médicaux et chirurgicaux,
met le malade, après la guérison, à l'abri certain des
récidives, en même temps qu'il supprime l'instrument
tranchant et les caustiques.

Voici comment s'exprime, au sujet de ce novateur,

______

(1) On se rappelle la réputation usurpée que s'acquit un nègre
connu sous le nom de Docteur-Noir, dans le traitement des cancers.
Cette réputation paraissait, à un moment, si bien établie, qu'un illustre professeur, Velpeau, sur la recommandation d'un praticien, auto-
risa dans son service, à la Charité, l'expérimentation des moyens
préconisés par l'Esculape de couleur. On n'eut, hélas ! qu'à enregistrer
une déception de plus.

un médecin de la Faculté de Montpellier, dont nous voudrions bien partager la confiance :

« Aujourd'hui, écrit le docteur Avias, dans un organe
» spécial, *la Gazette des Familles,* un traitement cura-
» tif (*du cancer*) est, grâce à Dieu, découvert. L'hon-
» neur en revient au docteur comte de Bruc. Des mil-
» liers de guérisons, opérées en Italie, des centaines
» en France, en Algérie, sont là pour prouver que la
» pratique répond à la théorie.

» Le traitement du docteur de Bruc est interne et
» externe. Sa médication externe est essentiellement
» suppurative. Il a inventé une coupe-ventouse qui
» pompe, sans faire éprouver la moindre douleur, tou-
» tes les parties liquides viciées qui se trouvent aux ap-
» proches de la tumeur, ou de l'ulcère cancéreux et qui
» viennent l'alimenter. . . . . . . . . .

» Le spécifique interne, purifie tout l'organisme du
» blastème cancéreux. Sous l'influence de cette double
» médication, le mal, après très peu de jours, perd de
» son intensité ; la tumeur n'étant plus alimentée par
» le virus qui lui est propre, perd sa vie, se dessèche,
» devient un corps étranger au milieu des tissus sains,
» et tombe d'elle-même expulsée par les seuls efforts

» de la nature et sans qu'une seule goutte de sang soit

» répandue. »

L'auteur de ces lignes et de bien d'autres sur les succès de M. de Bruc, ayant accusé les médecins de rejeter aveuglément toute découverte, nous avons tenu, quand cela ne serait que pour l'acquit de notre conscience, à citer un témoignage, à défaut de preuves *de visu*, établissant les effets *merveilleux* de la dernière innovation dans la thérapeutique des affections cancéreuses.

Ajoutons, pour terminer, qu'il n'est pas question, dans l'exposé de la méthode curative de M. de.Bruc, de la guérison des cancers internes par son seul spécifique médical (1).

(1) Depuis que ces lignes ont été écrites, un médecin honorablement connu, le professeur Luton, de Reims, a signalé une amélioration considérable obtenue dans un cas de cancer du sein, à l'aide de l'emploi interne et externe de l'*eucalyptus globulus*. Au moment où il publiait son observation, la tumeur, après une inflammation éliminatrice, se réduisait à un bourrelet circonscrivant une surface qui paraissait en voie rapide de rétraction. Le docteur Luton ne doute pas qu'il ait eu affaire à un vrai cancer. « Il est temps, dit-il, de rejeter » cet arrêt systématique, qui exclut certaines affections dès que la » possibilité de leur guérison s'est fait entrevoir. C'est par de tels » moyens que l'on décourage les chercheurs en thérapeutique et qu'on » étouffe le bon vouloir sous le poids du sarcasme et de l'incrédulité.

» Par le fait qui précède, nous ouvrons cette perspective de l'in-

## La Rage.

Cette affection, dont le nom seul évoque des idées terrifiantes, est resté jusqu'ici, hâtons-nous de le reconnaître, au-dessus de tous les moyens médicaux proprement dits. La chirurgie, au moyen d'une *cautérisation au fer rougi à blanc*, appliquée avec sagacité et en temps utile, sur les parties entamées par la morsure de l'animal enragé, a pu seule offrir au malade et au praticien une ressource sûre dont on chercherait vainement l'équivalent dans tout le reste de l'arsenal thérapeutique. Et cependant, Dieu sait si la confiance fait défaut à tous les propagateurs de remèdes héroïques contre la plus cruelle des maladies! Dieu sait si dans

» fluence heureuse que peut exercer l'eucalyptus sur le cancer, pris
» ici dans sa signification la plus large et avec son caractère de ma-
» ladie parasitaire et infectieuse. Peut-être serions-nous déjà en état
» de confirmer ce premier fait par d'autres faits ; mais pour cette fois
» nous voulons nous en tenir à un cas de cancer extérieur qui laisse
» moins de prise au doute, et qui à lui seul est suffisamment con-
» cluant. »

cette question, comme dans beaucoup d'autres, l'enthousiasme naïvement sincère se livre à ses bruyantes manifestations, et la fourberie cupide, à ses pratiques calculées.

La rage, on le sait, est une affection essentiellement virulente, qui ne se développe spontanément que chez le chien, le chat, le loup et le renard. La *prophylaxie* (1) impuissante à préserver du fléau les animaux domestiques susceptibles de la propager, enseigne que le meilleur moyen d'atténuer considérablement cette propagation, et, par conséquent, de diminuer le nombre des victimes dans l'espèce humaine, consiste à répandre autant que possible la connaissance fidèle des symptômes précurseurs du mal. Grâce à cette connaissance, on peut mettre à temps l'animal déjà malade, quoique inoffensif, dans l'impossibilité de nuire un peu plus tard. Nous devons aux observations sagaces et pleines de dévoûment pour la science de M. Bouley, de l'Institut, et d'autres hommes distingués, des descriptions très complètes et très clairement exposées, des premiers symp-

(1) Ce mot est synonyme de préservation. Les moyens *prophylactiques* sont ceux dont l'application a pour but de prévenir le développement de la maladie et sa propagation.

tômes rabiques (1). Il est nécessaire, indispensable,
dans l'intérêt de ses semblables, que tout homme un
peu intelligent fasse une étude assidue de ces descrip-

(1) Voici un court exposé de ces symptômes. Nous l'empruntons à
un excellent article de vulgarisation sur la rage, publié par M. Henri
de Parville, dans *le Journal des Débats*, il y a déjà quelques années.

« Les premiers symptômes de la rage des chiens consistent dans
» une humeur sombre et une agitation inquiète, qui se traduisent par
» un continuel changement de position. L'animal s'éloigne de ses
» maîtres, il se cache, mais il ne montre aucune disposition à mordre.
» Il persiste — et c'est un point utile à noter — à conserver pour
» son entourage ses sentiments ordinaires d'affection. Les caresses
» sont parfois même exaltées. Il embrasse ses maîtres et les lèche
» plus souvent même que s'il se porte bien ; du reste, quand la mala-
» die avance, le chien enragé fait tous ses efforts pour ne pas mordre
» ceux qu'il affectionne ; mais, nous l'avons dit, la bave est virulente.
» A la période initiale de la rage, on remarque, dans l'intervalle des
» accès, une sorte de délire, le délire rabique. Le chien bondit sou-
» vent comme en proie à des hallucinations ; on dirait qu'il voit des
» objets ou qu'il entend des bruits qui n'existent que dans son ima-
» gination. Tantôt, en effet, l'animal se tient immobile, attentif,
» comme aux aguets, puis tout à coup il s'élance et mord dans l'air,
» comme s'il attrappait une mouche ; tantôt il se lance furieux et hur-
» lant, contre une muraille. A une période plus avancée, l'agitation
» augmente. Il va, vient, rôde incessamment d'un coin à un autre, il
» ne peut rester en place. C'est alors surtout que son attachement
» pour son maître semble redoubler. . . . . . . . . . . . . .
» Un des caractères de la rage, le plus accessible à tout le monde,
» c'est assurément l'aboiement. Le hurlement rabique est significatif.
« Le timbre est lugubre, l'aboiement n'éclate plus avec la sonorité
» normale, il est rauque, voilé, et dégénère en trois ou quatre petits
» hurlements comme étouffés. C'est plaintif et singulier. Autre symp-
» tôme caractéristique : l'animal n'a plus peur de la souffrance et il
» *reste muet sous les coups*, etc. »

tions et applique à les vérifier, si l'occasion se présente, toute l'attention dont il est capable, en même temps qu'il s'empressera d'en tirer parti. Il faut d'ailleurs s'imposer d'avance comme une loi de ne pas hésiter, dans les cas douteux, à employer contre les animaux suspectés les mesures de rigueur commandées par la sécurité.

Quels sont maintenant les préjugés qu'il est utile de réfuter au sujet de la maladie qui nous occupe?

Nous avons reconnu plus haut que les remèdes vantés de tel ou tel guérisseur ne doivent inspirer aucune confiance. On pourrait cependant, dans le but de relever le moral des personnes *confiantes quand même,* en tolérer l'emploi, mais sans jamais renoncer au traitement chirurgical, à la *cautérisation au fer rougi à blanc,* seule véritablement efficace en détruisant sur place le virus rabique, c'est-à-dire le principe contagieux de la maladie, et seule capable, par conséquent, d'empêcher le développement de ses funestes effets(1). Ajoutons que ce traitement réclame une application

(1) Le virus rabique résiderait exclusivement dans la salive des animaux enragés (d'après Renault).

*aussi immédiate que possible* et que, exigeant des con--
naissances spéciales dans certains cas, suivant le siége
de la morsure, on agira prudemment en s'adressant à
un praticien (1). Dès le début, en attendant mieux, on
cherchera à ralentir l'absorption du virus ou même à
l'entraîner au dehors en exerçant, d'une part, une forte
constriction autour du membre, à l'aide d'un lien placé
un peu au dessus de la plaie, et d'autre part, en appliquant sur la partie mordue et à plusieurs reprises, des
ventouses puissantes (lavage à grande eau à défaut de
ce dernier moyen).

Outre les préjugés relatifs au traitement, il en est
deux autres très répandus dans le public. Et d'abord,
à l'encontre de l'étymologie du terme *hydrophobie* (2),

---

(1) Si on n'avait pas de praticien dans son voisinage, il faudrait
s'armer du courage nécessaire pour pratiquer soi-même la cautérisation *au fer rougi à blanc*, et ne pas craindre de cautériser profondé-
ment en sacrifiant une petite étendue des tissus sains autour de la
plaie.

La cautérisation à l'aide des acides concentrés (acides azotique,
sulfurique) au moins aussi cruelle pour le patient, n'offrirait pas la
même sécurité que la précédente. Il paraît d'ailleurs que l'application
du fer est d'autant moins douloureuse que le fer a été plus fortement
chauffé.

(2) *Hydrophobie.* — Cette expression est formée de deux mots grecs
et signifie aversion pour l'eau.

que l'on fait synonyme de rage, il est démontré au contraire que chez le chien, il n'y a aucune horreur des
liquides.

« Quand on lui offre à boire, dit M. Henri de Parville,
» avec tous les observateurs, il ne recule pas épou-
» vanté ; loin de là, il s'approche du vase, il lape le
» liquide avec la langue et l'avale, et il essaie encore
» de boire, même quand la constriction de la gorge
» rend la déglutition difficile. »

« Tandis que chez l'homme, disent de leur côté
» MM. Littré et Robin, la dysphagie (1) et l'horreur des
» boissons ne font jamais défaut et suivent de près les
» prodromes (2) ; chez le chien, l'hydrophobie pro-
» prement dite n'existe pas, ou du moins ne s'observe
» qu'exceptionnellement, et la dysphagie, quand elle
» ne manque point, ne se montre que dans la dernière
» période ;... »

(Dict. de médecine, de chirurgie, etc.)

(1) *Dysphagie.* Expression formée de deux mots grecs et qui signifie
difficulté d'avaler.

(2) Les prodromes d'une maladie caractérisent un état particulier
de l'individu qui n'est plus déjà en santé et qui n'est pas encore
malade. C'est une phase intermédiaire où l'on observe un malaise et
certains indices avant-coureurs de la maladie.

Donc, l'homme atteint de rage est seul réellement hydrophobe; le chien enragé ne l'est pas. Qu'on sache de plus, au sujet de ce dernier, qu'il ne refuse point toujours sa nourriture dans la première période de la maladie.

Réfutons, en dernier lieu, cette croyance très généralisée aussi que tout individu mordu par un animal réellement enragé est voué fatalement à la maladie. Des statistiques consciencieuses ont démontré que la moitié, les deux tiers même des personnes victimes de morsures très suspectes ou évidemment virulentes échappent à la contagion. Il faut répandre cette notion pour raffermir le moral de ceux qui sont d'un découragement facile (1); mais il faut surtout vulgariser la

(1) Rappelons ici que les personnes d'un caractère faible, très impressionnable, sont surtout disposées à contracter la rage sous l'empire d'une frayeur trop grande, et parfois en dehors de la communication virulente, en dehors de la morsure d'un animal enragé. On a observé des cas de *fausse rage* non moins effrayants que les véritables accès rabiques. Ce qui établit une distinction capitale, c'est que les premiers sont susceptibles de guérison si le moral du malade peut être raffermi, tandis que les manifestations de la rage communiquée sont restées jusqu'à ce jour incurables, ainsi que nous le savons.

La fausse rage et donc une affection purement nerveuse, non virulente et curable.

Nous nous souvenons avoir lu l'observation d'un médecin qui, mordu par un chien suspecté à tort, éprouva de violents accès de

description des symptômes de la rage comme le meilleur moyen préservatif et proclamer la cautérisation profonde au fer comme le seul traitement curatif. (Voir l'appendice n° 4).

### L'Epilepsie.

Qui n'a été, au moins une fois, spectateur de ces tristes manifestations d'une affection redoutable et redoutée, à ce point que leur vue seule a pu occasionner des accidents nerveux intenses chez les personnes trop impressionnables? Vous avez entendu plus d'une fois peut-être, dans une foule, ce cri violent, déchirant, que pousse le malheureux épileptique avant de tomber. Vous avez vu ensuite la pâleur de sa face faire place à une coloration violacée, noire même, surtout aux

---

fausse rage. Les exhortations soutenues de ses confrères, l'emploi des antispasmodiques et surtout la certitude acquise de l'état de parfaite santé du chien redouté d'abord, triomphèrent d'accidents nerveux sérieusement inquiétants.

« On rapporte également, nous apprend M. Bouchut, le fait d'un » domestique anglais qui, pour avoir lu dans un journal le récit » d'une mort horrible causée par la morsure d'un chien enragé, se » trouva immédiatement atteint lui-même d'hydrophobie, et ne fut » sauvé que par les soins les plus attentifs. »

lèvres et aux joues. Vous avez difficilement supporté sans doute cette scène de convulsions hideuses, rapides, qui de la face se propagent plus ou moins aux autres parties du corps avec une violence telle que les efforts les plus puissants sont incapables de s'en rendre maîtres.

« L'action des muscles, dit Tissot, cité par le pro-
» fesseur Grisolle, est si forte qu'elle exécute non-seu-
» lement les mouvements les plus bizarres, mais
» encore ceux qu'on croirait les plus impossibles aux
» pantomimes les plus exercées, et cela avec une force
» infiniment supérieure à celle de l'homme sain ; c'est
» à tel point qu'on a vu quelquefois plusieurs os être
» fracturés. »

Toutes les attaques sont loin de se ressembler au point de vue de leur durée, de leur gravité et de leurs effets. Tel épileptique est si peu affecté, par exemple, que la vie sociale lui est presque aussi permise qu'à toute autre personne exempte de son mal. Chez celui-ci, ce mal se borne à une simple secousse de la tête ; chez celui-là, il occasionne un serrement parti- culier de la tête et des poignets, ou bien encore des mouvements de déglutition, etc., tout cela se passant d'une façon plus ou moins soudaine, mais s'accompagnant toujours de la perte du sentiment chez le sujet, qui perd en outre complétement le souvenir de ce qu'il vient d'éprouver.

Les épileptiques que leur état isole du monde, au contraire, sont ceux dont les accès convulsifs sont à la fois violents et fréquents, accès qui ne pourraient, vu les désordres généraux qu'ils font naître, se prolonger au-delà de deux ou trois minutes sans compromettre l'existence. Voilà les plus tristes victimes de l'épilepsie; voilà ceux dont le sort est digne d'une immense pitié et desquels vous ne devez pas vous détourner si les circonstances vous mettent en présence de leurs funestes accidents.

Sachez le bien, en effet, l'épilepsie n'est pas contagieuse (1). Vous pouvez, sans crainte fondée, vous

(1) On a observé quelquefois que des accès de forme épileptique se produisaient chez des personnes fortement impressionnées, disons mieux, fortement effrayées à la vue d'une grave attaque d'épilepsie. Ce sont là des accidents de la même nature que ceux de la fausse rage et qui ne peuvent persister dès que le malade a perdu le souvenir du spectacle qui l'avait trop vivement frappé et dès que son moral a repris le dessus. Les enfants et les femmes sont surtout disposés à les éprouver et doivent, pour cela, s'éloigner des épileptiques qui ne font pas partie de leur famille. Quant aux femmes en état de grossesse, l'observation suivante, que nous empruntons au docteur

devez par humanité porter secours à ces malheureux qu'une chute dans le voisinage d'objets dangereux, ou dans un foyer en combustion, exposerait à une mort, précédée le plus souvent d'horribles souffrances. (1)

Bouchut, nous autorise à croire qu'il est prudent de leur éviter la vue d'un accès épileptique.

« La femme d'un médecin d'Evreux, M. B..., enceinte de sept » mois, vit tomber devant elle un homme dans un accès d'épilepsie, » et elle eut une si grande frayeur, qu'elle accoucha quelque temps » avant terme d'un enfant bien conformé, mais qui offrit, peu après » la naissance, des attaques d'épilepsie très fréquentes et incurables. » Le père et la mère n'étaient point épileptiques et n'avaient point » de parents atteints de cette maladie. » (*Nouveaux éléments de pathologie générale.*)

Mentionnons, pour mémoire, que l'empoisonnnment par le plomb, en même temps qu'il donne lieu à des coliques et à d'autres symptômes, peut occasionner, s'il existe à un certain degré, des accès convulsifs dits *accès épileptiformes* et en tout semblables aux attaques épileptiques.

(1) Les exemples d'épileptiques brûlés sont d'une fréquence déplorable. Répétons bien, à ce propos, que tout sentiment, toute sensibilité, c'est-à-dire toute faculté de percevoir une douleur, disparaissent pendant l'accès d'épilepsie et que, par conséquent, si celui qui l'éprouve tombe à défaut de surveillance dans un foyer allumé, il restera la proie du feu durant deux, trois ou même quatre minutes selon la longueur de l'attaque. Aussi a-t-on pu voir de ces infortunés avec des membres, avec la face même, dans des états plus ou moins complets de carbonisation.

Les épileptiques ne doivent jamais être abandonnés à eux-mêmes. Il faut leur faire une compagnie assidue.

Mais, croyez-moi, ne vous contentez pas de les surveiller pendant l'accès et de les écarter du danger; débarrassez-les de tout vêtement pouvant gêner la libre circulation du sang, et introduisez entre leurs mâchoires, si c'est possible et en prenant vos précautions, un tampon de linge humide.

Nous n'entrerons pas dans de détails au sujet des causes capables de produire l'épilepsie. Nous rappellerons seulement l'influence de l'hérédité et celle d'une immense frayeur, encore plus puissante, paraît-il, que celle des excès de toute nature, et, entre autres, des excès alcooliques et vénériens. Nous voudrions fermement convaincre le lecteur qu'il peut être parfois funeste aux personnes pusillanimes de leur jouer ce qu'on appelle de *bonnes farces*. Les exemples ne manquent pas d'individus devenus épileptiques à la suite d'une peur spontanée ou provoquée.

Tissot cite, ce qui est plus fort, le fait d'un homme qui, réveillé en sursaut par un cauchemar pénible à l'excès, éprouva, un quart d'heure après, une attaque d'épilepsie.

Notre intention n'est point d'indiquer ici le meilleur traitement à prescrire dans l'épilepsie, parce que le traitement, quel qu'il soit, d'une affection aussi grave, et la plupart du temps aussi longue, doit toujours être abandonnée à la direction et à la surveillance du médecin; nous nous bornerons à transcrire l'opinion d'un professeur distingué sur cette question pleine d'ailleurs de *desiderata*.

10

« L'épilepsie, a dit le docteur Grisolle, est une des
» maladies contre lesquelles on a le plus proposé de
» remèdes; on pourrait en porter le nombre à plus de
» trois cents...   .

» Il est peu de médicaments, depuis les plus inertes,
» jusqu'aux plus actifs, qui n'aient été employés contre
» l'épilepsie; on peut affirmer que si quelques-uns
» peuvent être utiles, aucun n'est doué de propriétés
» souveraines. » (*Traité de pathologie interne*).

C'est malheureusement trop vrai; la thérapeutique
ne possède pas de remède souverain, de remède spécifique, et les fameux secrets de famille, ceux plus
fameux encore des charlatans ne changeront rien au
sort des infortunés malades. Cependant il ne faut pas
leur enlever tout espoir; l'opinion d'un homme com-
pétent et d'un observateur consciencieux, M. Herpin,
est bien faite pour raffermir leur courage.

« Ce médecin dit, en effet, que l'épilepsie livrée à
» elle-même se termine heureusement dans un ving-
» tième des cas; que la médecine peut intervenir
» utilement chez les trois quarts, qu'elle peut en
» guérir plus de la moitié, et procurer une amélio-
» ration plus ou moins durable chez un cinquième;

» enfin, que le nombre des épilepsies rebelles aux trai-
» tements dirigés avec persévérance ne serait que d'un
» quart. »

Le professeur Grisolle, à qui nous empruntons cette citation, ne partage pas cet optimisme, mais on doit l'exagérer, au contraire, lorsqu'il s'agit de soutenir le moral des épileptiques. C'est déjà beaucoup que la possibilité de la guérison et celle d'une amélioration considérable soient des faits acquis à la science.

Depuis la vogue obtenue par le bromure de potassium dans le traitement de l'épilepsie, il a paru une préparation nouvelle de ce médicament auquel le docteur Gélineau-d'Aigrefeuille (d'Aunis) a associé l'arsenic et la picrotoxine. Cette préparation s'administre sous forme de dragées. Plusieurs praticiens ont affirmé en avoir retiré d'excellents résultats.

## Le Panaris.

C'est là, assurément, un mal vulgaire dont tout le monde a l'idée, parce que ceux qui ne l'ont pas éprouvé en ont vu au moins un exemple chez des personnes de leur entourage. On sait donc, sinon par expérience personnelle, du moins par celle d'autrui, que le panaris est une maladie inflammatoire très douloureuse, pouvant se manifester soit sur un doigt soit sur un autre, mais se montrant le plus souvent sur le pouce, le médius et l'indicateur.

Ce que l'on sait moins, c'est qu'il y a panaris et panaris. Il s'en faut, en effet, que cette dénomination désigne une affection toujours identique à elle-même au point de vue de sa gravité, de sa durée et de ses conséquences. Il y a des degrés dans l'intensité de cette inflammation et selon la profondeur des tissus enflammés ; il y a aussi des éventualités parfois funestes, susceptibles de se produire dans le panaris de tel doigt, par exemple, et de telle phalange.

En voilà assez, pensons-nous, pour bien convaincre le lecteur que le panaris n'est pas seulement une affection douloureuse, mais qu'il peut donner lieu à des désordres et à des résultats bien différents, puisque l'on a vu des amputations rendues nécessaires par ses ravages et la mort même s'en suivre dans quelques rares variétés gangréneuses.

Abordons maintenant la question du traitement.

Au début, il est des plus simples en attendant le médecin.

Des cataplasmes, des cataplasmes sans cesse, et pas autre chose.

Est-il des moyens capables de faire avorter le mal ? Nous ne saurions en recommander et en indiquer aucun, parce que, à cet égard nous professons un scepticisme aussi complet qu'embarrassant (1). Sur quoi nous voulons attirer surtout l'attention du lecteur, c'est sur ce point que le seul traitement véritablement démontré efficace par l'expérience de tout praticien observateur, c'est le *traitement chirurgical,* c'est-à-dire l'incision du panaris.

Laissez donc de côté, croyez-moi, les pommades, les onguents merveilleux, qu'ils viennent ou de la sœur Félicité ou de la sœur Ursule, ou de M. le curé X ou de madame la baronne de Z, soit d'un brave homme ou d'une brave femme quelconque dont la recette, toujours transmise de père en fils, se perd quant à son origine dans la nuit des générations.

(1) Dès les premiers symptômes, en tenant le membre élevé et d'autre part appuyé, pour conserver longtemps cette position, on aurait quelque chance d'obtenir, sinon la disparition complète de l'inflammation, du moins l'atténuation de ses effets.

10.

Pendant que vous emploieriez ces pommades et ces onguents, l'inflammation pourrait gagner en profondeur ; l'étranglement des parties augmentant deviendrait de plus en plus douloureux et renforcerait les symptômes généraux (soif, fièvre, mal de tête, insomnie et même délire). Vous courriez enfin bien plus les risques de voir se développer des complications parfois désastreuses, qu'un débridement au bistouri *fait dans les règles* est seul capable de conjurer. Cette opération d'ailleurs, dont la durée n'excède pas celle d'une demi-seconde, vous assure, outre des chances rapides de guérison, un soulagement presque immédiat que vous apprécierez d'autant plus que vos souffrances auront été plus aiguës et plus longues.

Le panaris reconnaît la plupart du temps pour causes des piqûres ou des contusions.

La variété de beaucoup la plus commune, la moins douloureuse et la moins grave à la fois, est celle que l'on connaît sous le nom de *tourniole* (panaris superficiel, se développant surtout autour de l'ongle).

# TROISIÈME PARTIE

## APPENDICES

# APPENDICES

## APPENDICE I

### Les autopsies scientifiques.

Une personne de ma connaissance, morte il y a peu de temps, manifesta à sa famille, entre autres dernières volontés, celle de laisser faire l'ouverture de son corps, si son médecin jugeait cette autopsie de quelque utilité pour la science. C'est là un fait bien rare et qui m'a suggéré des réflexions que je me permets de publier, tout en prévenant le lecteur que je suis loin de lui en garantir la nouveauté.

On sait que l'étude des altérations matérielles dans les maladies prend tous les jours une importance plus grande. Les progrès de l'anatomie pathologique en font foi, et la recherche assidue des *lésions* est véritablement dans la médecine contemporaine ce qui frappe le plus et ce qui caractérise le mieux notre génération médicale, de plus en plus positiviste au fur et à mesure qu'elle se dégage des vieilles conceptions métaphysiques et des préoccupations doctrinales. Des faits, toujours des faits, tel paraît être son mot d'ordre.

« *La maladie*, a affirmé Broussais, *n'est qu'un trouble des propriétés inhérentes à nos organes, à nos tissus.* » Voilà bien une loi qui doit souffrir peu d'exceptions en pathologie, et dont le seul énoncé doit être considéré par tous les hommes sincères comme le signal de la plus utile des révolutions en médecine.

C'est au moins autant la constatation de l'esprit vraiment scientifique qui anime notre époque que l'acte cité plus haut qui m'a encouragé à livrer au public, intéressé d'ailleurs à de semblables questions, les réflexions suivantes :

Certaines lésions peuvent être vues, appréciées, étudiées plus ou moins dans leurs détails, pendant la vie des sujets. D'autres échappent à l'examen si justement qualifié de *vétérinaire*, et c'est alors, grâce aux réponses précises du malade, grâce à des signes rationnels, à défaut de signes physiques, grâce surtout, à une exploration clinique bien dirigée, expérimentée, et d'au-

tre part, appuyée sur des notions déjà acquises et complètes de symptomatologie et d'anatomie pathologique,
c'est grâce à tout cela, disons-nous, que le praticien
parvient à s'éclairer suffisamment sur le cas qui lui est
soumis. Pendant ses études d'élève, d'ailleurs, s'il a
fait ou vu faire quelques autopsies consécutives à des
cas analogues, il sera assurément mieux fixé sur la nature et l'étendue des altérations qu'il ne peut constater
*de visu*. Mais n'est-il pas à regretter qu'une fois livrés
à la pratique, les médecins exerçant hors des hôpitaux,
aient si rarement l'occasion d'examiner des cadavres ?
Combien, de l'aveu de tous, combien d'autopsies intéressantes, en dehors des cliniques hospitalières, sont
perdues au détriment de la science et de la pratique
aussi peut-être? Le public qui accuse la lenteur des
des progrès de l'art de guérir, contribue, par ses préjugés de toute sorte, à entretenir lui-même le retard
qu'il déplore. De tous ces préjugés, celui qui s'oppose
à l'ouverture du corps d'un malade mort au sein de sa
famille, serait, sans contredit, un des plus difficiles à
surmonter. Pourquoi d'ailleurs les initiatives font-elles
défaut à ce sujet? Pourquoi l'administration, qui in-
tervient dans les cas où la justice a besoin d'être éclai-

rée sur les causes d'un décès, n'interviendrait-elle pas aussi dans l'intérêt de la première des sciences, sur la déclaration sincère et circonstanciée du praticien qui jugerait utile l'examen cadavérique d'un sujet de sa clinique privée ? Une commission, choisie parmi les médecins en titre d'une ville, pourrait, par exemple, se réunir pour procéder à une autopsie lorsqu'il y aurait lieu. Il lui serait naturellement prescrit de ne commencer ses opérations qu'après l'expiration d'un délai, ou même après constatation expérimentale de la mort. Un secrétaire rédigerait régulièrement le procès-verbal de chaque séance, et copie pourrait en être adressée soit aux publications médicales périodiques, soit à une publication spéciale, toutes les fois que la commission reconnaîtrait, à la majorité de ses membres, l'opportunité de cette communication. Evidemment, comme toute mesure nouvelle qui heurte des préjugés, qui froisse des sentiments fort excusables, nous le reconnaissons, la mesure sur laquelle, après d'autres sans doute, nous voudrions attirer l'attention, serait d'une application difficile à ses débuts. Une persuasion douce, l'observation stricte par l'autorité des convenances de tout genre, devraient être les armes de prédilection pour vaincre les résistances. Mais, avec le temps, l'application dont nous parlons passerait dans les habitudes, et son extension graduelle nécessiterait même, probablement plus tard, la multiplication des *commissions d'autopsie* dans les grands centres.

Le public sait déjà que les plus grands médecins ont légué leur corps à la science. On ne saurait trop approuver ceux qui suivraient cet exemple et qui iraient ainsi au devant des règlements administratifs, si toutefois l'avenir doit en voir naître sur la question des *autopsies scientifiques reconnues d'utilité.*

## APPENDICE II

Tous les jours on entend accuser d'instabilité les connaissances médicales. Il s'agit de distinguer ce qui, dans la masse de ces connaissances, est réellement scientifique et, en outre, ce qui est pratique selon les données de la science vraie, de ce qui n'est que conjecture et art conjectural. Voici, au sujet de cette distinction importante à établir, ce que nous apprend un auteur distingué que nous avons eu déjà l'occasion de citer :

La médecine, comme toutes les sciences, se compose de deux parties qui n'ont pas été suffisamment distinguées, l'une, *pérenne* ou *substantielle*, est formée de tous les faits majeurs et positifs, de tous les dogmes, des principes, des lois obtenus par un travail logique irréprochable, qui leur communique une inébranlable certitude; enfin, de toutes les conséquences pratiques. Cette partie est la science vraie, positive, qui se perpétue en s'accroissant de siècle en siècle, sans dévier de la droite route, en s'enrichissant de tous les travaux solides qui restent et ne passent pas. Loin d'être immobile, elle marche d'un pas constant et assuré; mais elle conserve l'équilibre, et ne s'écarte jamais de sa stabilité. On la compare à un arbre majestueux qui porte au loin ses racines, ses branches, ses rameaux; dans son évolution régulière, il s'étend, embrasse un plus grand espace et demeure semblable à lui-même tout en donnant des fruits plus beaux et plus abondants.

La seconde partie, conjecturale, hypothétique, renferme bien des faits tronqués, douteux, les systèmes, les explications et les doctrines qui en découlent, les applications pratiques qui s'en déduisent. C'est un réservoir où la partie substantielle peut puiser des vérités utiles qu'elle lui emprunte en se les assimilant après les avoir soumises à un contrôle sévère, en les remaniant, les redressant, séparant le métal pur des éléments étrangers. Région constamment mobile, cette partie est le théâtre des révolutions. Séduits par le prestige des systèmes, bien des historiens ont négligé pour eux la science même. Les détracteurs de l'art en ont profité pour affirmer que la médecine est à faire, puisqu'on la refait chaque jour et qu'elle ne parvient point à se constituer. En raisonnant ainsi, l'on contesterait à la plupart des sciences leur caractère scientifique, car elles ont leurs hypothèses, leurs systèmes, leur partie conjecturale. Nous la retrouvons dans l'histoire, la philosophie, la physique, la chimie. Les systèmes, dit-on, stimulent l'intelligence, développent l'esprit critique, poussent aux recherches, sondent en tous sens l'édifice, forcent à revoir les faits, les principes, les doctrines, pour leur donner des bases plus solides et de plus grandes proportions. Chacun d'eux est un rayon qui éclaire une des faces du sujet; réunissez-les, fondez-les ensemble par un éclectisme sage, puissant, et sur tous les points surgira la lumière. Les systèmes, les hypothèses, peuvent en effet rendre des services; mais il faut posséder à fond la science et les systèmes, savoir ce qu'ils valent, si l'on veut en faire usage sans en abuser. Rien de plus délicat que cette œuvre.............................

..............................................................

Lorsque l'histoire de la médecine est étudiée à fond, sans parti-pris, impartialement, d'après l'esprit que nous avons indiqué, la vraie doctrine, la partie substantielle se dégage peu à peu et finit par se montrer tout entière dans toute sa pureté. Elle apparaît, en suivant l'histoire, dans ses évolutions progressives, se montre dans les luttes des systèmes qui sont forcés d'y avoir recours dans leurs argumentations pour attaquer et pour se défendre; elle se trouve dans les écrits des grands maîtres. Ceux-ci nous offrent des différences inhérentes à leur puissante personnalité, mais ils ont aussi une pensée commune qui est le fond de leurs ouvrages; c'est la doctrine vraie, la doctrine type, la substance de l'art médical. Transmise par la tradition, elle s'accroît, se perfectionne de siècle en siècle, et conserve sa stabilité en se développant au milieu de ses conquêtes. Les nouvelles richesses se distribuent, se placent dans un ordre régulier, d'après un plan naturel, uniforme, dicté par le génie de la science.

(L. BOYER. *Histoire de la médecine. — Dictionnaire encyclopédique des sciences médicales.*)

# APPENDICE III

## Critique du système Raspail.

On pourrait citer plus d'un exemple des abus qu'entrainent, en médecine, les doctrines exclusives, les vues systématiques. Nous avons parlé de Broussais et de l'exclusivisme de sa médecine physiologique, parlons maintenant d'un autre systématique encore très en faveur auprès des masses, M. Raspail, sur lequel nous pensons que nos lecteurs aimeront à posséder l'opinion indépendante, loyale d'un médecin classique et très honorablement connu :

Un savant d'une grande distinction, aux travaux duquel la chimie et la physiologie végétale doivent de réels progrès, M. Raspail avait rencontré un homme toussant beaucoup, très amaigri : il le croyait phthisique. Cet homme avait contracté sa maladie en travaillant au milieu de poussières irritantes; il lui suffit de changer de métier pour se guérir. M. Raspail avait vu une autre personne avaler un épi de seigle. Ce dernier pénétra dans la poitrine, traversa un poumon, et partit par un abcès entre deux côtes, après avoir produit tous les accidents de la pneumonie. M. Raspail savait que des semences, introduites par des enfants dans leur nez ou dans leurs oreilles, y grossissent et

11.

y germent, en occasionnant quelquefois de violentes douleurs ; il connaissait tous les accidents que peuvent occasionner les vers, ceux que peuvent produire certains insectes en s'introduisant, soit à l'état de larves, soit à l'état parfait, dans le nez, les cavités du front, ou dans le tuyau de l'oreille ; il connaissait aussi les accidents que produisent les sangsues qui pénètrent dans le tube intestinal ou dans les voies aériennes ; ceux que peuvent provoquer de petits crapauds, de petites grenouilles, de jeunes salamandres, qui se sont introduits dans l'estomac avec l'eau que l'on buvait ; enfin il s'est beaucoup occupé de l'étude de l'*acare* de la gale, petit insecte qui se trouve dans un sillon, près du bouton, et où les femmes des pays chauds vont le chercher, avec la pointe d'une épingle, pour diminuer les démangeaisons des galeux. C'est sur ces quelques faits, connus de tous les médecins, que M. Raspail a cru pouvoir fonder tout un système de médecine. Les neuf dixièmes de nos maladies, s'est-il écrié, sont produits par des causes organisés, plantes ou animaux, dont nous avalons les germes avec l'air que nous respirons, l'eau que nous buvons, et avec nos aliments. Il fait germer, dans nos poumons surtout, des mousses, des lichens, des fougères, des orchis, des orobranches, des cuscutes, et pousser, dans notre estomac, des grains d'avoine qui, au bout de quelques mois, ont de la paille déjà d'une belle longueur. Le scorbut, suivant lui, est occasionné par des œufs de crustacés marins, parmi lesquels il cite ceux de homard et de langouste, que le vent enlève à la mer et qui s'introduisent chez nous, principalement par les voies respiratoires, où ils éclosent, pour se répandre de là dans le reste de nos organes, et surtout dans les gencives. Il va plus loin encore, si cela est possible : quand nous mangeons des poissons frits, il arrive que la laite et les œufs n'étant pas assez cuits, ces derniers sont fécondés dans l'estomac, et voilà des petits poissons qui s'y développent et nous mordent à plaisir. Si nous avons mal aux reins, à la vessie, dans les organes sexuels, au foie, au cœur, à la rate, dans les os, n'importe où, ce sont, dit M. Raspail, des myriades d'animaux qui s'y sont développés et qui **causent** toutes nos douleurs. Il en est de même encore de nos fièvres et de la plupart des maladies de la peau : des bêtes, des bêtes partout et toujours. A la vérité, depuis tantôt vingt ans qu'il les a inventées, il ne les a jamais vues, quelque habile qu'il soit aux recherches microscopiques ; mais c'est égal, *l'analogie qui explique et ne prouve pas* les lui démontre ; il faut qu'elles existent,

Tout le monde croyait qu'il suffisait, dans les saisons froides, de s'habiller plus légèrement que de coutume pour s'enrhumer, et qu'en toute saison un refroidissement pouvait produire le rhume. Tout le monde croyait aussi que l'exagération des mêmes causes pouvait produire la pleurésie, la pneumonie, la péripneumonie, les fluxions de poitrine, en un mot ; eh bien, tout le monde se trompait : les rhumes, les fluxions de poitrine, sont, d'après M. Raspail, des helminthogénoses, c'est-à-dire des maladies causées par des vers et auxquelles il oppose nécessairement des contre-vers. Un pauvre père de famille avait soigné sa femme atteinte d'une pneumonie d'après le *Manuel* de M. Raspail. Il lui avait prodigué les cigarettes camphrées, l'eau-de-vie camphrée, l'eau sédative, les cataplasmes salés, et il me consultait le septième jour de son traitement ; sa femme était à l'agonie. Ah ! me disait le mari, c'est que le camphre n'était pas de la bonne espèce. Ainsi, son aveuglement survivait à une terrible leçon, tant est grande la sottise humaine.

Il y a une maladie affreuse entre toutes, la rage. M. Raspail la classe avec les fluxions de poitrine : c'est aussi une helminthogénose. Il ose conseiller de se borner, au moment de la blessure, à la laver avec de l'eau sédative. Quand a-t-il vu cette eau guérir de la rage? Sur quelle expérience s'appuie-il pour donner ce conseil? sur aucune; c'est toujours l'analogie qui le guide. J'en ai dit assez sur ce système médical pour que les personnes de bon sens puissent l'apprécier : faire percher les poissons sur les arbres et faire vivre les oiseaux au fond des rivières et des mers, ne serait pas plus monstrueux que ce qu'imagine M. Raspail. Je ne connais pas de systématique qui soit allé aussi loin dans l'impossible et l'absurde que ce savant, d'ailleurs si distingué.

(Dr LÉOPOLD TURCK, ancien constituant. *Médecine populaire*, etc., tome XIII de la *Bibliothèque utile*.)

# APPENDICE IV

## Un nouveau traitement de la rage.

Nous avons consigné, à la fin de notre article sur le cancer, une note dans laquelle nous exposons la dernière innovation thérapeutique relative au traitement, tant médical que chirurgical, des tumeurs de mauvaise nature. Il est bien évident qu'on ne saurait se prononcer sur une question encore à l'étude. Nous allons rapporter ici, comme complément de nos notions sur la rage, une autre découverte au sujet de la médication en quelque sorte spécifique de cette redoutable maladie :

« Le *Xanthium spinosum*, écrit le docteur Grzymala
» à M. le professeur Gubler, le *xanthium spinosum* qui
» croît dans beaucoup de pays, qui se trouve dans le
» midi de la France, qui abonde en Podolie, et dont je
» vous présenterai prochainement un échantillon avec
» une inscription détaillée, neutralise *infailliblement* le
» virus rabique, à la seule condition qu'il soit admi-
» nistré à temps, c'est-à-dire avant que les accès de
» cette terrible maladie ne soient déclarés.

» J'emploie le *Xanthium* depuis nombre d'années
» avec le meilleur succès, et il ne m'a pas été donné
» d'observer *un seul* cas où il ait échoué, bien que
» j'aie eu l'occasion de l'administrer *au moins cent fois*,
» tant aux hommes qu'aux animaux mordus par des
» chiens et des loups enragés. Ne vous étonnez pas du
» chiffre qui, croyez-le bien, est plutôt *au-dessous*
» qu'au-dessus de la réalité. Dans le pays que j'habite,
» la rage est très fréquente, et, depuis plus de vingt
» ans que j'y exerce la médecine, dix cas par an, en
» moyenne, justifieront aisément le nombre mentionné
» plus haut.

» Que vous dirai-je des effets physiologiques de ce
» médicament? C'est un sudorifique, un sialagogue et
» un faible diurétique, dont l'action est beaucoup
» moins prononcée que celle du *jaborandi*. Je ne
» lui ai du reste jamais vu produire tous ces phéno-
» mènes ensemble. Certains malades transpirent,
» d'autres salivent, et il y en a qui rendent
» plus d'urine qu'à l'état normal. La température
» s'élève légèrement et la circulation est ordi-
» nairement accélérée tant soit peu sous l'influence
» de cette plante. Quelques malades se plaignent de
» céphalalgie, d'autres accusent des nausées, j'en ai vu
» même qui ont vomi la première dose du médica-
» ment. A part un état continu de transpiration, pen-
» dant toute la durée du traitement, on peut noter des
» éblouissements subits qui surviennent de temps en
» temps dans la journée. L'appétit augmente en général
» et les digestions ne sont nullement troublées par
» l'emploi de cette plante, que j'administre le plus
» souvent en poudre.

» La dose pour un adulte est de 60 centigrammes
» de poudre sèche, répétée trois fois par jour et conti-
» nuée pendant trois semaines. Les enfants au-dessous
» de douze ans en reçoivent la moitié. Inutile de dire

» que je ne cautérise jamais. Depuis que je possède ce
» médicament, je ne crains plus la rage, etc. (1) ».

En portant ces faits à la connaissance de nos lecteurs, nous ne saurions trop leur recommander la
réserve qu'impose un passé de mécomptes tant de fois
renouvelés, lorsqu'il s'est agi surtout de la guérison
des cancers et de la rage. L'enthousiasme d'emblée
pour ces nouveautés n'est plus possible aujourd'hui que
chez ceux qui se laissent prendre encore aux pro-
messes fantastiques des panacées établies à la qua-
trième page des journaux. En pareille matière, le
scepticisme est plus que permis et n'est que trop jus-
tifié par l'histoire d'une foule innombrable de médicaments ayant tous éprouvé que la roche Tarpéienne
est près du Capitole. Après cela, nous reconnaissons,
sans aucune difficulté, qu'une lettre, adressée à un
professeur officiel tel que M. Gubler, mérite considération ; et, nous ajoutons, en terminant, que si les découvertes du docteur Grzymala et du professeur Luton

(1) Nous ne donnons qu'un extrait de cette lettre qui se trouve pu-
bliée en entier dans *le Moniteur thérapeutique* (n° 9, 5 juin 1876), et
qui renferme des observations tout à fait concluantes.

se confirmaient pour la guérison complète de la rage et des cancers, ce serait le plus grand bienfait légué par ce siècle à la génération vivante et à la postérité. Nul n'en saurait douter qui a été témoin des tortures du cancéreux et de l'agonie de l'enragé.



FIN.

# TABLE DES MATIÈRES

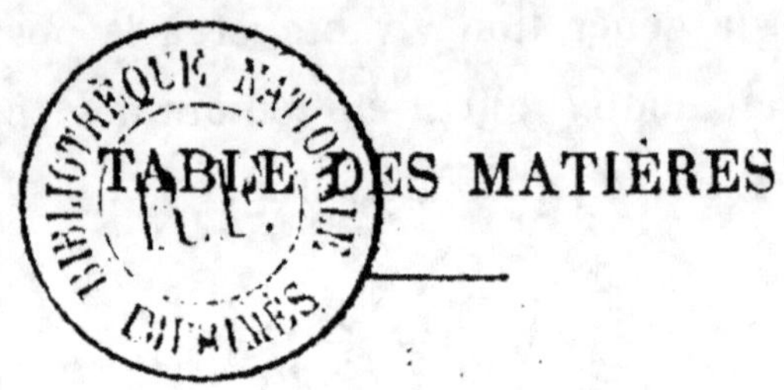

## TROISIÈME PARTIE.

### APPENDICES.



Limoges, imp. v⁰ H. Ducourtieux, rue des Arènes, 5.

# ERRATA

Page 68, ligne 1, *au lieu de* : celles, *lisez* : celle.

— 68, ligne 3, *au lieu de* : (sciences des maladies), *lisez* : (science des maladies).

— 85, note 1, *au lieu de* : térapeusin, *lisez* : térapeueïn.

— 88, note 1, ligne 4, *au lieu de* : keis, *lisez* : kéir.

— 93, ligne 3, *au lieu de* : simplité, *lisez* : simplicité.

— 158, ligne 3, *au lieu de* : resté, *lisez* : restée.

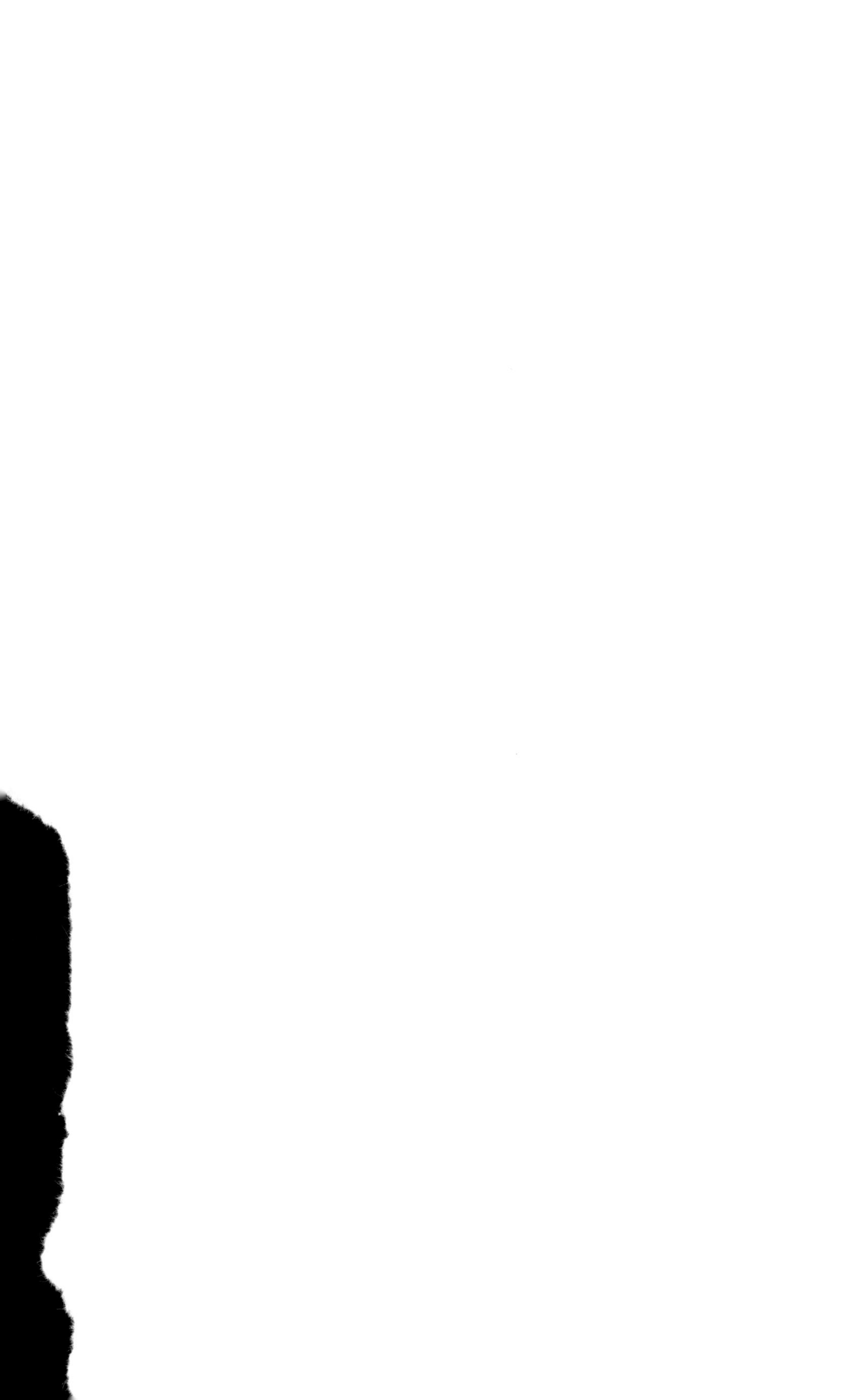